Docteur CORDIER DELAPORTERIE

ÉTUDE MÉDICO-PSYCHOLOGIQUE

sur

PAUL VERLAINE

(1844-1896)

ALCOOLISME ET GÉNIE

De la musique encore et toujours!
Que ton vers soit la chose envolée
Qu'on sent qui fuit d'une âme en allée
Vers d'autres cieux à d'autres amours....

PAUL VERLAINE

COULOMMIERS
IMPRIMERIE PAUL BRODARD

1922

ÉTUDE MÉDICO-PSYCHOLOGIQUE

sur

PAUL VERLAINE

(1844-1896)

Docteur CORDIER DELAPORTERIE

ÉTUDE MÉDICO-PSYCHOLOGIQUE

sur

PAUL VERLAINE

(1844-1896)

ALCOOLISME ET GÉNIE

De la musique encore et toujours !
Que ton vers soit la chose envolée
Qu'on sent qui fuit d'une âme en allée
Vers d'autres cieux à d'autres amours...

PAUL VERLAINE.

COULOMMIERS
IMPRIMERIE PAUL BRODARD
—
1922

A MES PARENTS

Je leur dois tout.
Leur vie droite et laborieuse a été
pour moi l'exemple le plus précieux.

———

A MON FRÈRE, A MA SŒUR

———

A Monsieur le Professeur Étienne MARTIN
PROFESSEUR DE MÉDECINE LÉGALE A LA FACULTÉ DE LYON

Qui nous a fait le très grand honneur de nous confier
ce travail, et nous a constamment prodigué ses conseils.
Nous remplissons un agréable devoir en lui exprimant
ici toute notre reconnaissance et notre admiration pour
son enseignement magistral.

AVANT-PROPOS

C'est avec un léger sentiment de crainte que nous abordons le sévère jugement de la Critique. Étudier, en se plaçant au strict point de vue médical, un Génie tel que Verlaine, qui garde un grand nombre d'admirateurs fervents — (ne disons pas : fanatiques!) — dont l'œuvre et la vie soulèvent aujourd'hui encore, — vingt-cinq ans après sa mort, — d'ardentes polémiques, peut paraître une entreprise présomptueuse, non exempte de dangers,... De tout temps, les littérateurs se sont insurgés contre les médecins qui osaient jeter dans leur domaine un regard inquisiteur, qui se servaient de leur art et de leur science pour renverser des idoles vénérées.

Notre but n'est pas de dresser un violent réquisitoire contre le poète. Nous avons voulu simplement tenter de résoudre, avec les données que fournissent la psychologie et la psychiatrie, le difficile problème d'une vie et d'une œuvre. Nous nous sommes refusé à entamer la question de la responsabilité chez Verlaine : le médecin constate, mais ne condamne jamais.

Nous avons trouvé auprès de M. le Professeur Étienne Martin l'accueil le plus bienveillant ; l'appui de sa haute compétence en matière médico-légale et psychiatrique nous a permis de nous engager sûrement dans la voie scientifique, au cours de cette étude qu'il a inspirée.

INTRODUCTION

Cette étude, qui continue la liste, longtemps interrompue, des thèses médico-psychologiques entreprises au Laboratoire de Médecine légale de la Faculté de Lyon, ne constitue nullement une œuvre de critique littéraire, et ne doit pas, par conséquent, être envisagée sous cet aspect spécial.

L'auteur se propose simplement de rechercher, sans jugement préconçu, sans parti pris étroit de critique ou d'admiration aveugles, sans arrière-pensée dogmatique ou doctrinale, mais sur la seule base rationnelle et scientifique de la mise en valeur des faits et de la confrontation des idées, quelle est *l'influence de l'alcool sur l'Homme de Génie et sur son œuvre*.

Semblable tâche ne nous paraît pas avoir été abordée jusqu'ici. Nous avons trouvé, il est vrai, de nombreuses publications qui traitent de l'action de l'alcool sur les facultés psychiques et en particulier sur le travail intellectuel; nous avons puisé de précieux renseignements à ces multiples sources. Mais l'alcoolique banal envisagé dans ces travaux et l'Homme de Génie saturé par le poison sont *deux êtres bien différents*, et il nous paraissait souverainement injuste de leur attribuer *a priori* des réactions absolument semblables vis-à-vis du toxique. D'autre part, si l'état psychique de l'Homme de Génie en proie au démon Alcool n'a pas été étudié jusqu'ici, son œuvre, qui est, en somme, l'émanation de sa pensée la plus intime, la traduction la plus fidèle de sa mentalité — morbide, ainsi que nous essaierons de le prouver — a été bien moins encore l'objet de recherches médicales, et est restée jusqu'ici la matière des études littéraires. Le sujet s'offrait donc à nous, presque entièrement neuf.

Il nous a paru impossible d'englober dans ce travail la totalité des Hommes de Génie qui usèrent et abusèrent de l'alcool. C'était une tâche immense, non en rapport avec le temps limité dont nous disposions. Nous avons voulu seulement prendre un type aussi caractéristique que possible, et essayer de dégager de son observation minutieuse les lois pouvant s'appliquer à tous les individus qui se rapprochent de ce type. Notre choix s'est porté tout naturellement sur Verlaine.

Il fut, sans conteste, un de ces « géants de la pensée » qui « voient plus, mieux, et *surtout autrement* que le commun des hommes [1] », qui trouvent des « rapprochements d'idées susceptibles de se joindre et qui étaient isolées jusqu'alors [2] », mais qui, en revanche « expient, par la dégénérescence et par les psychoses, leur grande puissance intellectuelle [3] ». Ce Génie fut aussi un terrible buveur. Dipsomane d'abord, par tempérament, il glissa rapidement jusqu'à l'alcoolomanie, par accoutumance et besoin, puis, après avoir résisté très longtemps à l'intoxication, il termina sa carrière comme alcoolique.

Il constituait donc bien le cas clinique extrêmement intéressant, riche de détails, qui devait nous tenter pour le travail projeté.

Nous ne pouvions songer à séparer de l'étude de l'œuvre, envisagée du point de vue médical, l'étude de l'homme, tant physique qu'intellectuel et moral : c'est-à-dire à nier

1. CH. RICHET, *Préface de l'Homme de Génie.*
2. LAPLACE.
3. LOMBROSO, *L'Homme de Génie.*

des relations évidentes pour tous les médecins. C'eût été renoncer, dès le début, à établir notre travail sur une base scientifique. Peut-on comprendre l'effet sans connaître la cause? L'homme génial, d'une sensibilité suraiguë, saturé d'alcool, perce à travers l'œuvre entière et en explique la genèse. Cette étude, ainsi limitée, n'aurait donc plus eu de raison d'être, et se serait bornée à l'exposition d'impressions personnelles, purement contingentes et sans valeur médicale.

Et pourtant, la plupart des admirateurs de Verlaine n'admettent pas qu'on associe l'homme et l'œuvre! Ils ne veulent pas qu'on établisse la parenté qui existe manifestement entre *Sagesse* et le prisonnier solitaire, déprimé, désintoxiqué, névropathe, de la prison de Mons, entre le fiancé et le poète de la *Bonne Chanson*, entre l'érotique amant et l'auteur des *Chansons pour Elle!* Ils désirent ne considérer que l'œuvre en elle-même. Nous ne pouvons, évidemment, nous ranger à cette opinion. Nous n'avons, certes, ni le droit ni la prétention d'émettre un jugement sur un homme qui fut, en grande partie, irresponsable de ce qu'on a appelé ses « fautes ». « Un médecin pouvait, moins que tout autre, lui reprocher ses folies et ses faiblesses. Ne reconnaît-il pas, en effet, dans les infirmités intellectuelles et morales telles que celles de Verlaine, une tare héréditaire dont la victime même peut être innocente [1]? » Mais nous pouvons étudier impartialement un malade qui a toute notre pitié. De la pitié à la sympathie, il n'y a qu'un pas....

Nous avons dû ne pas nous laisser influencer par les opinions déjà avancées par les littérateurs sur le poète. Nous avons rencontré des appréciations volontairement erronées; les jugements ne sont bien souvent nullement basés sur la critique des faits et des idées; ils ne représentent alors que le fruit de simples impressions personnelles. Enfin, nous n'avons pu nous occuper des écoles littéraires, groupements artificiels et plus ou moins arbitraires, bien diversement

---

1. D[r] MAX NORDAU, *Études littéraires* (La Grande Revue, 1902).

conçus suivant les partisans. D'ailleurs, à notre avis, Verlaine ne peut être apparenté à aucune école. « Il était lui-même », ni Parnassien, ni décadent, ni symboliste : il ne pouvait suivre aucun dogme. Mais nous reviendrons sur cette question importante...

Nous aurions pu recueillir, de source très autorisée, des renseignements précis concernant les diverses maladies du poète. De crainte d'être accusé de violation du secret professionnel, nous avons préféré nous contenter de tirer parti des faits suffisamment explicites relatés dans les diverses biographies que ses familiers ont consacrées à Verlaine, ainsi que dans sa correspondance inédite et dans ses œuvres. Ces détails sont connus de tous et on ne saurait nous reprocher de les divulguer.

Voici quel est le plan que nous entendons suivre dans cette étude. C'est celui d'une observation clinique :

ANTÉCÉDENTS HÉRÉDITAIRES.

VIE DE VERLAINE.

PHYSIQUE DE VERLAINE.

MALADIES.

ÉTUDE SPÉCIALE DE SON INTOXICATION (dipsomanie).

INFLUENCE DE L'ALCOOL SUR SON TEMPÉRAMENT.

L'ŒUVRE DE VERLAINE : *l'homme de Génie et l'alcool.*

Les données du problème sont évidemment complexes. Avant de boire, Verlaine était déjà bien loin d'être normal ; nous ne pouvons donc tenir compte du seul facteur alcool dans l'étiologie de ses manifestations morbides ; d'autre part, il ne nous a pas toujours été facile de déterminer si telle ou telle œuvre a été composée sous l'emprise de l'intoxication alcoolique chronique, ou subaiguë, ou dans un de ces moments de lucidité relative que lui procuraient ses longs séjours à l'hôpital.

Nous essaierons néanmoins de ne pas mériter l'apostrophe

outrancière et..., quelque peu injuste du poète, alors en traitement à l'hôpital Broussais :

Ces médicastres n'arrivent jamais à donner une conclusion en quoi que ce soit. Ce sont d'étonnants ramasseurs de mégots, de bouts de faits, auxquels il manque toute méthode philosophique. Ils n'ont pas d'idées générales. Faute de la logique souveraine qui enchaînerait tout leur système, ils divaguent !...

Lorsque nous ramasserons des « bouts de faits », ce ne sera pas pour le plaisir de les accumuler, à titre documentaire, mais pour en dégager, suivant les lois de la « logique souveraine » et avec le concours d' « idées générales », des conclusions aussi nettes et précises que possible.

ÉTUDE MÉDICO-PSYCHOLOGIQUE

SUR

PAUL VERLAINE

ANTÉCÉDENTS HÉRÉDITAIRES

Le grand-père paternel du poète offre un certain nombre de points de ressemblance avec son petit-fils : « Sa jeunesse est une constante hésitation entre la chapelle et le cabaret, avec parfois un panache de naïve folie [1]. » L'auteur qui donne ces détails, recueillis dans le pays d'origine de la famille Verlaine, ajoute : « Au demeurant, l'ensemble de ses ascendants contient en germe presque toutes les composantes de notre poète : esprit d'indépendance, culte de la patrie, mysticisme. Entre autres détails, la généalogie des Verlaine porte sept prêtres sur ses branches. »

ANTÉCÉDENTS HÉRÉDITAIRES IMMÉDIATS.

Nous ne savons pas grand'chose sur les parents de Verlaine. Ils semblent avoir été de petits bourgeois

1. Saint-Pol Roux.

bien paisibles, dont la vie parfaitement ordonnée n'était pas faite pour susciter la curiosité des biographes.

Le Père. — Le Père naquit en 1798 à Bertrix, (Luxembourg belge) pour certains auteurs à Paliseul. Il descendait, dit-on, d'une noble lignée. Fils d'un notaire dont il devint le petit clerc, il s'engagea à seize ans pour la campagne de France, participa aux dernières guerres du premier Empire, et sortit rapidement du rang, dans le Génie. En juin 1815, il dut opter pour la nationalité française, car il était né dans le département des Forêts, que le traité de Paris enclava dans les Pays-Bas. A la naissance du futur poète, il était capitaine adjudant-major du Génie, en garnison à Metz. Mais il quitta l'armée quelques années plus tard, « dégoûté des passe-droits qu'il y subissait ».

Verlaine [1] parle de « son port superbe d'homme de très haute taille, comme on n'en fait plus », de son « visage martial et doux, où néanmoins l'habitude du commandement n'avait pas laissé de mettre un pli d'autorité ».

Il est certain que M. Verlaine père était d'un caractère violent : la vaisselle passait par les fenêtres lorsque l'accord n'avait pu s'établir dans le ménage.

Le père, malgré son apparence rigide, aimait tendrement son fils unique, auquel il donna de multiples preuves de son affection, pendant son enfance.

Il mourut le 30 décembre 1865, des suites d'une affection que Lepelletier étiquète « attaque d'apo-

1. *Confessions.*

plexie ». Verlaine nous précise cette fin [1] : « Mon père, à la suite d'une chute dans un escalier, avait contracté, quelque huit ou dix mois auparavant, une maladie de la moelle épinière qui se manifestait par des attaques épileptiformes, dites, je crois, séreuses par les médecins, attaques de plus en plus fréquentes et suivies d'hébétude, et, sur la fin, de retours intermittents à l'enfance, accompagnés d'embarras extrême dans la parole et d'accidents ataxiques des plus alarmants. »

Pouvons-nous admettre l'étiologie traumatique de ces accidents? Elle est bien peu probable, en raison de leur nature même qui ne nous permet pas non plus de penser que la moelle seule fût intéressée. Le système nerveux central aurait donc été atteint. Mais nous nous garderons bien, en présence d'une observation aussi fruste, et, sans doute, inexacte en certains points, d'émettre un diagnostic rétrospectif. Tout ce que nous voulons en déduire, c'est qu'il est possible que le poète, né d'un père âgé de quarante-six ans, ait dû ses particularités psychiques et somatiques à une hérédité nerveuse directe.

La Mère. — La Mère du poète, Julie Élisa Dehée, était née à Arras. C'était une femme très pieuse, plongée dans les pratiques d'une religion méticuleuse; elle était, en outre, « économe, très respectable sous tous les rapports [2] ».

« Elle n'entendait rien à la littérature; elle admira

1. *Confessions.*
2. LEPELLETIER.

les œuvres de son fils sans les comprendre. Peut-être ne les avait elle pas lues [1] »

Verlaine nous raconte [2] qu'elle adorait son mari, mais était fort jalouse.

Elle fut, pour son fils, d'un dévouement admirable ; dans son enfance, elle le gâtait et lui pardonnait toutes ses peccadilles. Quand il fut adolescent, puis adulte, elle souffrit en silence de sa vie désordonnée, mais n'osa jamais le réprimander sérieusement. Elle vécut avec lui jusqu'à son mariage, alla le retrouver à Bruxelles avant le « coup de pistolet » de 1873, puis se déplaça encore de Paris à Bruxelles et à Mons pour être plus près du prisonnier. Elle le recueillit à sa sortie de prison, habita avec lui à Boulogne-sur-Seine, le suivit dans ses multiples pérégrinations à travers le Nord de la France, participa à ses essais coûteux et infructueux de culture. Dans les dernières années de sa vie, elle se logea rue de la Roquette, puis rue Moreau, enfin Cour Saint-François, afin de se rapprocher de son fils.

Elle avait sacrifié la plus grosse partie de sa fortune pour satisfaire aux dépenses de son enfant, et, lorsque la gêne survint, se priva encore pour abandonner au prodigue une partie de ses revenus. En 1886, presque dans la misère, elle mourut, nous dit le poëte, d' « un refroidissement contracté en me soignant de la maladie qui me tient encore [3] ».

Et pourtant, cette mère si dévouée, si clémente, n'obtint pas toujours de son fils les preuves d'affection

1. Lepelletier.
2. *Confessions*.
3. *Ibid.*

et le respect qu'elle pouvait exiger! Ils eurent de fréquentes querelles, si violentes que la mère dut renoncer à habiter avec « son Paul », et le fils s'oublia jusqu'à porter la main sur sa mère, ce qui, d'ailleurs, lui valut une condamnation.

— Il est important de noter que, après la mort du père, « Verlaine et sa mère possédaient, tant en terres en Artois, en Ardennes, qu'en titres du Crédit mobilier et du Crédit foncier, une petite fortune dépassant 200 000 francs ! ». C'était, à cette époque, une somme rondelette qui procurait à son propriétaire une honnête aisance. Nous verrons comment elle fut dilapidée.

Antécédents collatéraux. — Paul Verlaine n'eut pas de frères ou sœurs.

Descendants. — De son mariage avec Mlle Mauté, le poète eut un fils, Georges, dont il ne se préoccupa guère, d'autant moins que ce fils avait été confié à la mère, à la suite du divorce. Et pourtant, il l'aimait tendrement.

Le jeune Georges fut élevé dans des sentiments de respect et d'amour pour ce père célèbre, qu'il ne devait jamais connaître. Après avoir fait quelques études, il prit la profession d'horloger. Nous ne connaissons rien de particulier à son sujet. Les quelques renseignements que nous avons pu obtenir sur lui le montrent comme un sujet normal à tous les points de vue. A la mort

1. EDM. LEPELLETIER, *Echo de Paris*, 18 mars 1896.

du poète, le jeune homme, qui accomplissait son service militaire loin de Paris, à Lille si nous ne nous trompons, se trouvait en traitement dans un hôpital, pour pleurésie. Il ne put donc déférer au dernier désir de son père, qui l'avait appelé à son lit de mort.

II

VIE DE VERLAINE

DE LA NAISSANCE A L'ARRIVÉE A PARIS
(1844-1851).

Paul Verlaine est né à Metz le 30 mars 1844. Ses *Confessions* nous renseignent sur ses premières impressions dans la ville épiscopale, sur son goût précoce pour l'uniforme et les parades militaires; nous le trouvons sous le charme du spectacle magnifique de l'Esplanade, où il s'ébat au milieu des promeneurs, du « Tout-Metz » qui s'y donne rendez-vous. Il a une cousine, orpheline adoptée par ses parents, de huit ans plus âgée que lui, qui partage ses jeux et est pour lui comme une seconde mère. A sept ans, il a déjà « une tendance à l'amativité ». Il ébauche avec une fillette de huit ans, dont le charme, écrit-il plus tard, « m'avait saisi, m'allait au cœur, dirai-je aux sens, déjà [1] », une idylle innocente, dont le souvenir persistera chez lui jusqu'en 1892.

1. *Confessions.*

Entre temps, deux déplacements de sa famille lui permettent d'admirer Montpellier, avec ses somptueuses processions religieuses et ses pénitents en cagoule, et de voir proclamer solennellement, à Nîmes, la seconde République.

Le garçonnet a déjà une vocation pour le dessin et la peinture : « Les yeux surtout, chez moi, furent précoces; je fixais tout, rien ne m'échappait des aspects, j'étais sans cesse en chasse de formes, de couleurs, d'ombres. Le jour me fascinait, et, bien que je fusse poltron dans l'obscurité, la nuit m'attirait, une curiosité m'y poussait.... C'est sans doute à ces dispositions que je dus d'avoir un goût des plus précoces et très réel pour le gribouillage d'encre et de crayon et le délayage de laque carminée, de bleu de Prusse et de gomme-gutte sur tous les bouts de papier me tombant sous la main. »

DE L'ARRIVÉE A PARIS AU BACCALAURÉAT
(1851-1861).

Son père ayant démissionné, Verlaine part avec sa famille pour Paris, en 1851. La première impression de Paris est mauvaise : la vision de terrains vagues, de maisons lépreuses, de rues étroites et encombrées, ne répond pas au Paris « tout en or et en perles fines » que s'était créé en imagination le futur poète.

La famille s'établit aux Batignolles, rue Nollet. Le jeune Paul est placé comme externe dans une institution où il apprend à lire, à écrire et à compter. Il assiste à quelques manifestations provoquées par le Coup d'État du Deux-Décembre, et s'en amuse.

Puis il contracte une « fièvre muqueuse » qui l'abat profondément. Le dévouement maternel contribue à le sauver. A sa convalescence, s'élève en lui un sentiment nouveau, l'amour filial :

Au naïf, presque sinon tout à fait instinctif attachement dont l'avaient jusqu'ici entourée, assiégée, ma faiblesse et mon ignorance, succéda dès lors l'amour filial, instinctif aussi et qui est, comme disent si bien les bonnes gens, dans le sang, mais de plus à présent, pour ainsi dire, raisonné tout en restant, pour la vie, déraisonnable, reconnaissant et plus et mieux que cela, conscient d'être à son tour capable de dévouement et susceptible de sacrifice [1].

Paul entre ensuite comme interne à l'institution Landry. La laideur des salles d'étude, l'horreur que lui inspirent des camarades turbulents et indisciplinés, la médiocrité des repas, l'incitent à s'enfuir le soir même de son arrivée, pour retourner chez ses parents. Rentré le lendemain, de bonne grâce, à l'institution, le garçonnet, très sociable, s'apprivoise vite et se lie avec ses petits camarades. Il est alors un élève ordinaire.

A douze ans, il fait sa première communion. Sa confession générale est scrupuleuse. « Élevé sans fanatisme par des parents point dévots, mais d'une religion plus que ce qu'on appelle raisonnable dans les milieux bourgeois [2], » sa première communion est bonne. L'enfant est déjà mystique : « Je ressentis

1. *Confessions.*
2. *Ibid.*

alors, pour la première fois, cette chose presque physique que tous les pratiquants de l'Eucharistie éprouvent, de la Présence absolument réelle, dans une sincère approche du Sacrement. On est investi, Dieu est là, dans notre chair et dans notre sang [1]. »

Études. — Presque à la même époque, Verlaine, tout en restant pensionnaire de l'institution Landry, suit les cours du lycée Bonaparte. Il se vantera plus tard d'y avoir été un cancre, toujours classé le 25e ou le 30e sur 35 élèves. En réalité, il exagère, dans ces *Confessions* où il s'efforce de faire jaillir l'intérêt du récit, mille fois grossi, de ses imperfections et de ses défaillances. « En tout, il se plaisait à se confesser pire [2] » dit à ce propos un de ses plus fidèles amis

La vérité est qu'il fait d'assez bonnes études de rhétorique; le latin l'intéresse, il soigne ses dissertations et ses versions dont la valeur dépasse de beaucoup celle des devoirs scolaires ordinaires. Seules, les sciences restent obscures pour lui : les mathématiques, l'histoire, la géographie, la physique lui inspirent une véritable horreur. A dix-sept ans, il obtient son diplôme de bachelier, après avoir brillé dans la partie littéraire et s'être révélé insuffisant dans la partie scientifique.

Lectures. A quatorze ans, il dévore des ouvrages érotiques, en rapport avec l'éveil précoce de ses sens; puis il lit, sans les comprendre, avoue-t-il, les *Fleurs du Mal*, dérobées à un surveillant. Et pourtant, il écrira : « Baudelaire eut à ce moment, sur moi, une influence tout au moins d'imitation enfantine, et tout

1. *Confessions.*
2. LEPELLETIER.

ce que vous voudrez dans cette gamme, mais une
influence réelle [1]. » Puis la lecture des *Cariatides* de
Théodore de Banville l'enthousiasme; il reconnaîtra
plus tard : « Il n'est pas jusqu'aux un brin extrava-
gantes et peut-être un tantinet fumistes strophes
quarante-huit... qui ne séduisissent véhémentement
mon goût déjà prononcé pour le tortillé et la phraséo-
logie un peu vague [2]. »

Viennent ensuite d'érotiques romans de Paul de
Kock; des romans d'aventures d'Alexandre Dumas,
des romans de Balzac, des récits de voyage, des tra-
ductions. Ses livres préférés sont *Les Flèches d'Or* et
les *Vignes folles* d'Albert Glatigny, et la *Philomela* de
Catulle Mendès. Il lit encore : *Les Misérables*; les
Poèmes antiques et les *Poèmes barbares* de Leconte de
Lisle; les *Emaux et camées* de Théophile Gautier;
l'*Histoire de Port-Royal* et les *Lundis*; *Le Rouge et le
Noir*; l'*Histoire de la littérature anglaise*, de Taine;
les *Classiques grecs*; Michelet, Henri-Martin, Louis
Blanc, Descartes, Nicole, Proudhon, Jules Simon,
Émile Saisset; les anciens chroniqueurs : Palma Cayet,
Montluc, Agrippa d'Aubigné; des poèmes védiques
traduits par M. Fauche : Ramayana, ou des parties
du Maha-Bharata; Shakespeare et Dickens, dans le
texte anglais; Calderon, Lope de Vega, Gœthe; sans
compter les classiques latins et français; il dédaigne
les *Commentaires* de César, mais traduit en cachette
Catulle, Juvénal et Pétrone [3]. Il admire l'œuvre de

---

1. *Confessions.*
2. *Ibid.*
3. Ce dernier détail est tiré des *Croquis de Belgique.* Les autres indi-
cations sont en général empruntées à Lepelletier ou à Donos.

Victor Hugo sans beaucoup l'aimer. Il ne prise pas certains romantiques : « Je ne devais me rendre un compte exact de Lamartine et de Musset et d'autres encore, Vigny, par exemple, que beaucoup plus tard [1]. »

En résumé, il n'est guère possible d'admettre sans réserves l'opinion de Jules Lemaître quand il écrit :

Je me le figure presque illettré. Peut-être a-t-il fait de vagues humanités, mais il ne s'en est pas souvenu. Il connaît peu les Grecs, les Latins et les Classiques français; il ne se rattache pas à une tradition [2].

Certes, Verlaine fut loin de montrer dans sa jeunesse les brillantes facultés d'un Rimbaud, mais on ne peut en conclure qu'il était illettré. Il a fait des lectures extrêmement variées, sans méthode, il est vrai; il a puisé surtout chez les Romantiques, mais les Classiques n'ont pas été délaissés. M. Lemaître dit avec juste raison : « Les mots sont pour lui des signes plus souples plus malléables qu'ils ne nous paraissent, à nous », et il l'explique par l'idée que le poëte « ignore souvent le sens étymologique des mots et les significations précises qu'ils ont eues dans le cours des âges [3] ». En réalité, l'explication que donne le savant critique littéraire paraît en partie inexacte et incomplète; nous essaierons de montrer que cette perte de l'appréciation de la valeur des mots n'est pas uniquement en rapport avec l'ignorance de leur étymologie, et la méconnaissance de leur sens aux différents âges de la langue, — combien de personnes moins instruites

1. Confessions.
2. Les Contemporains, 4ᵉ série.
3. Ibid.

que Verlaine ne commettent pas ses lourdes erreurs
d'expression! —, mais relève surtout d'un trouble du
fonctionnement cérébral engendré par l'alcool.

Premières œuvres. — Le poète apparaît chez lui vers
quatorze ans, à l'époque de la puberté. Il compose
d'abord l'ébauche d'un drame sur Charles le Fou; il
projette deux autres drames sur Charles le Sage et sur
Louis XV. C'est donc le genre historique qui le tente,
à l'instar des Romantiques. Ces premiers essais littéraires n'ont pas été publiés. Il fait ensuite « d'étranges
nouvelles sous-marines à la façon, plutôt, d'Edgar
Poë [1] », et des contes, également inédits.

En seconde, à seize ans, il écrit la plupart des *Poèmes
Saturniens*, et, en plus, *L'enterrement*, ainsi que le sonnet
A Don Quichotte [2].

Sensualité. — « La sensualité me prit, m'envahit,
entre douze et treize ans [3]. » Verlaine nous donne
crûment tous les détails de l'éveil de ses sens. Puis
il éprouve « à l'endroit de plusieurs camarades plus
jeunes et successifs ou collectifs, la jolie passionnette
de l'Esplanade, à Metz ». Et il nous précise : « Toute-
fois, il n'est que juste de dire avec empressement
que mes « chutes » se bornèrent à des enfantillages
sensuels..., en un mot à des jeunes garçonneries par-
tagées au lieu de rester... solitaires [3]. »

Un peu plus tard, comme la Femme hante ses rêves,
il répond à l'appel chaleureux que lui adresse au coin
d'une rue une pensionnaire de maison close. Puis il

---

1. *Confessions*.
2. *Œuvres posthumes*.
3. *Confessions*.

recommence dans des circonstances identiques : « Je continuai mes expériences avec une fréquence qui ne fit qu'accroître mes curiosités [1].... »

DU BACCALAURÉAT AU MARIAGE.

Chaque année, Verlaine passe une partie de ses vacances à la campagne, chez des parents maternels, en Artois, ou va visiter une tante paternelle à Paliseul, en Belgique. Il se plaît beaucoup à la campagne, chasse volontiers... mais fréquente avec plus de satisfaction encore le cabaret. Car c'est là que commence à se manifester ce qu'il nomme « la manie, la fureur de boire » :

La première fois que j'ai bu, je pouvais en effet avoir dans les dix-sept, dix-huit ans.... D'abord j'ai bu beaucoup quand j'allais chez mon oncle, à Fampoux, près d'Arras, « de l'breune [2] et de chel'blinque et du g'nief [3] sans compter les bistoules [4] », choses dures, même pour un estomac de vingt ans, et déjà préjudiciables à une tête déjà en l'air.... Et, non sans lutiner les filles de là-bas ni sans les bousculer dans les granges et vers les meules, je me soûlais carrément, sous le vain prétexte que ça faisait pisser [5].

A sa rentrée de la campagne, en 1861, il prend une inscription à la Faculté de Droit; mais elle reste unique, car le jeune étudiant fréquente plus volontiers les brasseries du Quartier latin que les amphithéâtres de la Faculté, où il trouve les séances de Droit français et

1. *Confessions.*
2. Bière brune.
3. Genièvre.
4. Mélange de café et d'eau-de-vie.
5. *Confessions.*

de Droit romain « soporifiques ». Six mois se passent ainsi dans l'oisiveté, pendant lesquels, par intermittences, le poète continue la série des *Poèmes Saturniens*.

Son père lui fait ensuite accomplir un stage de plusieurs mois dans une école spéciale, où il apprend la calligraphie, la tenue des livres et la comptabilité. Il est alors forcément sobre, car ses parents, au courant de ses mauvaises habitudes, ne lui laissent que des subsides très modérés. Ses distractions consistent en promenades le long des quais, en visites des musées et des églises, en compagnie d'un de ses amis. Puis il entre comme employé dans les bureaux des Compagnies « L'Aigle » et « Le Soleil ». Il remet la moitié de ses appointements à ses parents, mais garde l'autre moitié, ce qui lui permet de fréquenter les cafés, où il s'accoutume à la consommation de verres d'absinthe, de jour en jour plus nombreux.

En mars 1864, il est expéditionnaire à la mairie du IXᵉ, puis expéditionnaire aux ordonnancements, à l'Hôtel de Ville. C'est un employé extrêmement peu zélé : « Il arrive à dix heures, lit le journal, rime un quatrain. Dès midi, il se rend au café du Gaz[1] », laissant son chapeau accroché à la patère, pour certifier sa présence! Il continue à s'habituer de plus en plus aux apéritifs capiteux. Cependant, il finit la série des *Poèmes Saturniens*. De cette même période datent *Aspiration, Un soir d'Octobre, Fadaises*.

A court intervalle, deux deuils viennent l'attrister très profondément. Son père meurt, le 30 décembre 1865,

---

1. Lepelletier.

puis sa cousine Elisa, devenue morphinomane [1]. Pendant les trois jours qui suivent l'enterrement de celle-ci, le poète ne mange pas, mais boit de la bière, jusqu'à l'ivresse. Rentré à Paris, « où la bière est mauvaise », il se rejette sur l'absinthe avec frénésie.

Depuis la mort de son père, il continue à vivre avec sa mère; il rentre à n'importe quelle heure de la nuit, car sa mère ferme les yeux sur sa conduite. « Où je passais les nuits? Pas toujours en lieux bien recommandables. De vagues « beautés » m'enchaînaient souvent de « liens de fleurs »,... ou j'allais purement m'engloutir ès cabarets de nuit où l'absinthe coulait à flots de Styx et de Cocyte! [1] »

1866-1870. — Mais le poète n'a pas que ces fréquentations. Il est assidu dans les salons littéraires; on le voit « chez Leconte de Lisle le samedi, chez Théodore de Banville le jeudi, en des soirées toutes à des conversations d'art et de poésie », chez l'éditeur Lemerre. Avec les Parnassiens célèbres, on le trouve chez Mme de Ricard: c'est dans son salon que la nouvelle formule poétique prend naissance. Un peu plus tard, il va chez Mme Nina de Callias, jeune femme séparée de son mari, gracieuse et spirituelle. Chez elle, on soupe et on boit. Verlaine rentre toujours très tard. Le défaut de sommeil, associé sans doute aux libations, se manifeste chez lui par une grande nervosité : « Plus d'une fois, dit Lepelletier, j'eus la preuve de la fâcheuse tension de ses nerfs. »

A la suite d'une expédition nocturne dans les bals et

1. *Confessions.*

les bouges des faubourgs parisiens, il écrit l'*Ami de la nature* [1].

En 1866, paraissent les *Poèmes Saturniens* édités chez Lemerre, grâce à l'aide pécuniaire fournie par la bonne cousine Elisa, peu avant sa mort. Ils valent à l'auteur une critique dure de Barbey d'Aurevilly, des encouragements mitigés de conseils, de Sainte-Beuve, et les félicitations de J. de Goncourt, Leconte de Lisle, et de Banville. Mais le succès ne dépasse pas les milieux littéraires, et, dans le public, l'accueil est assez froid.

En 1867, le poète collabore au *Hanneton*, illustré satirique et littéraire. La même année, il publie à Bruxelles *Les Amies* [2], sonnets pornographiques. Pendant l'été 1868, il profite d'une villégiature dans les Ardennes belges, avec sa mère, pour aller rendre visite à Victor Hugo, à Bruxelles [3].

En 1869, les *Fêtes galantes* paraissent. Elles plaisent un peu plus que les *Poèmes Saturniens*, mais soulèvent, par contre, l'ironie de la critique littéraire. Ce n'est pas encore la gloire!

La même année, il fait la connaissance de celle qui doit devenir sa femme. Un jour, allant chercher le compositeur Charles de Sivry, pour l'apéritif du soir, il voit entrer la demi-sœur de celui-ci, Mathilde, gentille brunette de seize ans. Les jeunes gens ont une conversation de quelques minutes, très banale. Et pourtant, le poète se retire charmé! Si charmé que, ce jour-là, il ne boit pas d'absinthe!

1. *Œuvres posthumes.*
2. Dans : *Parallèlement.*
3. Visite relatée dans *Croquis de Belgique.*

Quelque temps après, il part à la campagne, près d'Arras. Mais, cette fois, il s'y ennuie. Il est partagé entre des sentiments complexes et quelque peu contradictoires : d'abord le besoin de changer de vie, puis le désir de ne pas rompre avec « le délice » de ses basses amours habituelles.

Ce délice! Et comme il est vrai, quant à ce qui me concernait, ce mot, encore que je perçusse dès alors la littérale horreur de ces amours et leur véritable et, non plus bourgeoisement parlant, leur littérale criminalité! Les femmes de la catégorie à laquelle pouvaient juste prétendre et ma foncière timidité et mon très modeste porte-monnaie, m'enivraient.... Je m'imagine qu'une reine, qu'une impératrice, — ou tout bonnement une femme mariée, une femme honnête, suivant le mot courant, se serait offerte à moi, je l'eusse priée de me laisser tranquille [1]....

Dans cette disposition d'esprit, il part en promenade pour Arras, s'enivre dans les nombreux cafés et dans un certain nombre d'estaminets de la ville, puis termine la soirée, suivant son habitude, par des amours tarifées.... Le lendemain, il se réveille avec une céphalée violente, accompagnée de véritables remords. C'est là un état d'âme qu'il a ignoré jusqu'ici! Immédiatement, sous le coup d'une violente impulsion, il écrit à son ami De Sivry pour lui demander la main de sa sœur, à peine entrevue une seule fois. Il ne daigne, ni demander conseil à sa mère, ni s'adresser d'abord aux parents, intermédiaires naturels. Nous aurons à étudier longuement les motifs de cette décision extravagante, et comment s'est développé chez Verlaine, dont c'était le premier amour,

1. *Confessions.*

au sens purement idéal du mot, ce qu'un auteur [1] a justement nommé une véritable « hallucination passionnelle ». Les parents de la jeune fille accueillent pourtant favorablement sa requête impromptue.

Dès lors, rentré à Paris, le poète se range un peu : « Je ne buvais plus, du moins à me soûler. J'étais assidu à mon bureau et je rentrais de bonne heure le soir [2]. » Et même, il reste à la maison ou accompagne sa mère, tout étonnée, dans des soirées bourgeoises!

Cependant la fiancée part en Normandie, et les deux jeunes gens échangent des lettres. C'est l'origine de la *Bonne Chanson*, composée pendant l'hiver de 1869 et le printemps de 1870. Deux mois après, la jeune fille revient à Paris et le poète obtient la permission de faire tous les soirs chez les futurs beaux-parents une courte visite. Mais survient une série d'incidents, qui retardent le mariage, la fiancée et sa mère contractent successivement la variole. C'est alors que se laisse entrevoir le fonds dominant des sentiments du jeune homme : une longue attente sensuelle l'exaspère. Les piécettes de la *Bonne Chanson*, qu'il envoie à sa fiancée, prennent un tour différent, beaucoup plus vif [3].... Au cours des entrevues avec la jeune fille, seul à seule, la réserve du poète est soumise à une rude épreuve :

Il m'arrivait parfois, vers la fin particulièrement, de me sentir moi-même comme non plus capable de me comporter

1. Lepelletier.
2. *Confessions.*
3. Cf. :

    « O l'innocente que j'adore... »

et

    « Je t'apprendrai, chère petite... »

etc. (*Œuvres posthumes*).

bienséamment et... sciemment. Dans ces cas, je quittais brusquement, sous un prétexte bon ou mauvais [1].

Du mariage a l'arrivée de Rimbaud
(août 1870-octobre 1871).

Mais la guerre est déclarée, et la défaite survient. Sa classe est appelée. Pourtant le mariage a lieu, en août 1870, et procure au poëte toutes les satisfactions qu'il en attendait. Verlaine, républicain convaincu, à cette époque, accueille avec enthousiasme la Révolution du Quatre-Septembre. La *Bonne Chanson* paraît alors, mais reste invendue.

Dispensé, comme employé de la Ville de Paris, de servir dans la Garde nationale, le poëte, très patriote, s'engage dans un bataillon [2]. Tous les deux jours, il monte la garde aux fortifications. Mais le « mobile » reprend vite, dans l'ambiance favorable des bastions et des corps de garde, ses habitudes de grand buveur : il consomme sans répit « absinthe, bitter curaçao, genièvre et grogs américains [3] », et rentre au domicile conjugal à des heures tardives, complètement gris. Son caractère change alors; il devient, « pour ses meilleurs camarades, désagréable, agressif, violent [3] ».

La première querelle entre les jeunes époux se produit en décembre, après quatre mois seulement de mariage, à la suite de reproches adressés par la jeune femme à son mari ivre. Le lendemain, au cours d'une nouvelle querelle, le garde national lève la main sur sa femme.

1. *Confessions.*
2. Cf. *Confessions* et *Pierre Duchâtelet.*
3. Lepelletier.

L'enchantement est dès lors rompu. Des scènes de plus en plus violentes se succèdent à intervalles de plus en plus rapprochés : « Le seul motif avoué est l'incompatibilité d'humeur des époux [1]. » Puis une bronchite permet à l'engagé volontaire de rentrer au foyer conjugal, qui devient « une espèce d'enfer intermittent [2] ».

Quand la Commune s'établit, Verlaine, Hébertiste et Proudhonien, suit le mouvement d'un œil très favorable; il compte des amis parmi les dirigeants; on le nomme « chef du bureau de la presse ». Ses fonctions consistent à extraire des journaux et à commenter les articles hostiles au gouvernement. Puis les Versaillais entrent à Paris; effrayée, sa femme s'enfuit chez ses parents; le poète entreprend alors de séduire sa bonne.

Après la Commune, il ne se représente plus à son bureau de l'Hôtel de Ville, car il craint d'être englobé dans les poursuites contre les Communards. En réalité, son rôle paraît avoir été effacé, et ses craintes semblent chimériques. Un ami qui le connaît bien [3] explique autrement sa résolution : « Peut-être, au fond, était-il désireux de profiter de la circonstance.... Las de la servitude, aspirant après l'indépendance favorable à l'inspiration poétique, il ne fut guère fâché du prétexte politique qui lui permettait de ne plus retourner à l'Hôtel de Ville. » En somme, possesseur de quelques rentes et insoucieux de l'avenir, il paraît surtout désireux d'échapper à la monotonie du labeur quotidien.

Il va alors vivre, avec sa femme, rue Nicolet, chez ses

1. LEPELLETIER.
2. *Confessions.*
3. LEPELLETIER.

beaux-parents. Désœuvré, car la poésie ne l'attire plus [1], il continue à sortir et à boire. Il rentre souvent ivre, et les scènes de ménage sont fréquentes. Puis il se rend, le 1er juillet 1871, avec sa femme, alors enceinte de quelques mois, à Fampoux [2], chez un oncle, puis à Lécluse. Le poète se trouve heureux à la campagne : il fume, boit de nombreuses chopes, lit *La Révolution* d'Edgar Quinet, *Fédération* de Proudhon, et les *Mémoires d'Outre-Tombe*. En septembre, il revient à Paris.

En octobre, Rimbaud, invité par Verlaine, pénètre dans la maison... des beaux-parents.

COURTE ÉTUDE SUR ARTHUR RIMBAUD.

Il nous faut donner quelques détails [3] sur la vie et le caractère de ce garçonnet étrange dont la volonté doit se substituer rapidement à la volonté défaillante de Verlaine.

Il est né en 1854 à Charleville. Son père, capitaine d'infanterie, est tour à tour indolent et violent; en tout cas, l'amour paternel lui manque : la mère doit s'enfuir à chacune de ses couches, car le mari ne peut supporter ses enfants. La mère a un tempérament très nerveux; elle aime la solitude, et a eu, dit-on, des accès de somnambulisme dans son enfance. Elle est profondément catholique, d'une dévotion étroite, même mystique. Sa volonté extraordinaire, irréductible, lui fait

1. Il ne prépare ni ne publie rien à cette époque, d'après tous les auteurs.
2. Pas-de-Calais.
3. La plupart de ces détails sont empruntés au livre de Paterne Berrichon sur Rimbaud.

négliger tous les « qu'en dira-t-on ». Le choc des caractères paternel et maternel, accusés dans le même sens, détermine une séparation à l'amiable.

Leur fils, Arthur, est un « garçonnet frêle, au visage ovale, pâle avec des roseurs, au front plein d'éminences, se développant haut et large [1] ». Son intelligence est très vive, sa puissance de travail illimitée; il a une « facilité pour tout apprendre [2] ». C'est un excellent élève au collège de Charleville. Il parle couramment le latin, et remporte le premier prix de vers latins au Concours Académique. Son caractère est charmant : charitablement, il fait les versions latines de ses camarades moins bien doués; c'est un fils modèle, doux et prévenant; il se montre d'une gentillesse remarquable, vis-à-vis de ses sœurs plus jeunes que lui.

Sa vocation poétique est très précoce. En 1869, à quinze ans, il écrit *Les étrennes des orphelins* où se manifeste « une tendresse exquise, parmi des sensations délicates et candides [3] ».

En 1870, son caractère se modifie brusquement. Il a alors seize ans. L'écolier modèle fait l'école buissonnière; le garçonnet dévot et mystique se transforme en un ennemi des prêtres. Mais il apparaît surtout chez lui une tendance à repousser les idées qu'on veut lui imposer, ainsi que celles qui sont admises par la presque totalité des intelligences; en un mot, l'esprit de contradiction et de critique l'envahit; tout ce qui est dogme,

1. Paterne Berrichon.
2. Ernest Delahaye.
3. Paterne Berrichon.

autorité, lui est insupportable; sa volonté, une volonté
farouche, tend à s'affirmer.

A la maison, il se révolte contre la domination maternelle; les pratiques religieuses de ses petites sœurs sont
pour lui un sujet de moquerie. Au dehors, sa tenue est
incorrecte :

> Moi, je suis, débraillé comme un étudiant,
> Sous les marronniers verts, les alertes fillettes.

Il nargue les notables de l'endroit. Au collège, ce n'est
plus seulement par générosité qu'il fait les devoirs de
ses camarades; c'est une sorte de protestation contre
le sort injuste qui crée l'inégalité des intelligences. Il
ressent une véritable souffrance lorsqu'on le vante, et
reçoit avec un déplaisir manifeste les prix que lui
méritent ses succès scolaires.

L'esprit de révolte souffle en lui. Il n'admet plus les
notions fondamentales reconnues par la généralité des
êtres pensants. La séparation entre le bien et le mal
est pour lui moins tranchée. La dignité humaine ne
devrait pas exister; elle n'est que le fruit du mensonge,
de l'orgueil, qu'une manifestation hypocrite, qu'un vol
fait à l'amour. Pourquoi respecter les lois? qui ne sont
qu'un amas inextricable d'obligations, d'interdictions,
de règlements, qu'on ne peut prendre au sérieux. La
famille lui semble un reste de l'antique barbarie, du
féroce instinct de propriété. Celle-ci n'est qu'une source
de misères, de bassesses, de vanité, de convoitise, d'in-
justice, de haine [1].

---

1. Ces opinions ont été recueillies par M. Ernest Delahaye, ami de
jeunesse du poète.

Il est devenu extrêmement sarcastique, même méchant; sa moquerie prend ce tour acerbe qui doit le faire tant haïr plus tard. Son ironie froide s'attaque à tout : à la médiocrité de sa ville natale, aux mœurs plutôt routinières et aux idées étroites de ses habitants, à l'enthousiasme patriotique des jeunes soldats et des réservistes. Il méprise les manifestations chauvines qui accompagnent la déclaration de guerre, en juillet 1870. A cette époque où l'idée de Patrie se renforce dans tous les esprits, il exprime des opinions nettement internationalistes, soutenues d'ailleurs avec une grande passion.

Son bagage poétique est déjà sérieux. La plupart de ses pièces se ressentent de l'influence romantique et parnassienne [1]. Certaines dévoilent ses tendances politiques avancées [2]. Dans d'autres [3], il cherche à obtenir ses « effets » auprès du lecteur effaré par une peinture crue de spectacles horribles ou simplement dégoûtants.

Le poète, mi-politicien, mi-philosophe, en tout cas très convaincu, admire d'Holbach, Helvétius, J.-J. Rousseau; il s'intéresse aux grands révolutionnaires, Robespierre, Saint-Just, Couthon, Babeuf; il a Marat en haute estime; il connaît Louis Blanc, aussi bien que Proudhon. La conclusion de ses lectures est qu'une nouvelle Révolution doit compléter celle de 1789, avortée avant d'avoir atteint son but. En somme, ses idées se rapprochent des doctrines collectivistes et anarchistes.

1. *Le Forgeron, Ophélie, Le bal des Pendus, Ce qui retient Nina, Vénus Anadyomène.*
2. *Le châtiment de Tartuffe, Rages de César, Le Mal.*
3. *Par exemple, les Chercheuses de poux.*

A la même époque, le jeune poète sent éclore en lui des sentiments nouveaux : mais ses amours, d'ailleurs purement platoniques, ne sont pas couronnées de succès. Il nous faut insister sur le caractère platonique des sentiments de Rimbaud. Il n'est pas, comme Verlaine, un sensuel qui demande à une femme quelconque l'unique satisfaction de ses appétits physiques; il est et restera, au contraire, un tendre, un sentimental, un chaste, d'une pureté de mœurs légendaire. Si certaines de ses poésies, rares d'ailleurs, paraissent manifester des désirs vraiment charnels, ne nous y méprenons pas; c'est le fruit d'un travail cérébral; c'est une pure création de l'esprit; les sens n'y sont pour rien.

Le 29 août 1870, après avoir vendu ses livres de prix, il quitte, sans prévenir, la maison maternelle et part en chemin de fer pour Paris, en négligeant de payer son billet. Le but de son équipée est d'aider à la proclamation de la République; il devance donc les événements, de plusieurs jours! A l'arrivée à Paris, il se dispute avec les employés du chemin de fer, profère des menaces révolutionnaires. La police l'arrête et le renvoie à sa mère.

Une semaine après, il s'enfuit à nouveau, à pied et sans argent, vers Charleroi, où il espère devenir rédacteur dans un des journaux locaux. On le met à la porte. Dès lors, il erre dans le Hainaut, puis dans le Nord de la France, « avec une énergie et une endurance incroyables, mangeant n'importe quoi, dormant n'importe où [1] ». Finalement, la gendarmerie le reconduit chez sa mère.

1. Paterne Berrichon.

Jusqu'en février 1871, il reste à Charleville, compulse à la Bibliothèque municipale de vieux traités d'alchimie, lit des *Contes orientaux*. Il refuse de terminer ses études. A la fin du Siège de Paris, il vend sa montre et part pour la capitale. Cette tentative est encore infructueuse.

Pendant la Commune, il retourne à Paris, où on l'enrôle sur sa demande parmi les « Tirailleurs de la Révolution ». Il ne se plaît guère dans le milieu militaire. Après la défaite des Insurgés, il se sauve à Charleville, où ses propos dénotent un véritable fanatisme révolutionnaire.

Au cours de l'été 1871, il lui arrive une mésaventure sentimentale, qui lui fait désirer la mort. On le voit alors se promener dans Charleville dans une tenue très négligée, pipe à la bouche, narguant les passants. Il fréquente des républicains plus âgés que lui, qu'il étonne par ses paradoxes et son esprit de révolte. Chez sa mère, il est grossier, coléreux, ou sombre, renfermé. Les poésies composées à cette époque portent la trace de cette mentalité particulière [1]. Certaines sont « d'une qualité peu commune d'infamie et de blasphème [2] ». On y retrouve l'esprit frondeur, sarcastique, pour qui rien n'est sacré.

Mais le jeune homme, qui a lu les *Poèmes Saturniens* et les *Fêtes Galantes* correspond avec Verlaine. Celui-ci l'invite à descendre chez lui.

Il nous faut bien marquer le caractère de Rimbaud

---

1. *Les Assis*, *Premières Communions*, *Le Bateau ivre*, *Les Pauvres à l'église*, *Les Poètes de sept ans*.

2. R. DE GOURMONT, à propos des *Pauvres à l'église* et des *Premières Communions*.

à cette époque. Il est ardent au travail, courageux, chaste et très sobre ; il est doué d'une volonté extraordinaire et d'une sensibilité frémissante. En même temps, il est pourvu d'un esprit critique exagérément développé.

VIE AVEC RIMBAUD JUSQU'AU DÉPART EN BELGIQUE.

La première impression, chez les beaux-parents, est plutôt mauvaise. Au lieu de l'homme fait qu'il s'attendait à trouver, Verlaine voit arriver « une vraie tête d'enfant, dodue et fraîche, sur un grand corps osseux et comme maladroit d'adolescent [1] ». Le jeune poète mange goulûment, ne répond que « par monosyllabes plutôt ennuyés [1] » aux questions qu'on lui pose aimablement.

Pendant trois semaines, il vit chez Verlaine ; il y manifeste un caractère très original : Un pastel taché par les moisissures lui inspire une véritable terreur ; une autre fois, il se couche au soleil sur le trottoir, à la grande stupéfaction des voisins. Certaines de ses excentricités sont entachées, reconnaît son hôte, « de quelque malice sournoise et pince-sans-rire ».

La belle-mère et la femme de Verlaine supportent mal l'intrus. Verlaine le promène alors dans Paris, mais surtout de café en café ; Rimbaud apprend à connaître les délices de l'absinthe, et commence à

---

1. VERLAINE, *Nouvelles notes sur Rimbaud* (Œuvres posthumes).

s'enivrer. Il n'a jamais bu auparavant; il cessera de
boire dès qu'il quittera son ami.

Mais Verlaine s'intéresse de plus en plus à son jeune
compagnon, dont le génie précoce, l'originalité des
manières et la bizarrerie des concepts le séduisent. Il
délaisse son foyer. Sa jeune femme prend ombrage de
cette affection, d'autant plus que les deux poètes
rentrent quelquefois ivres à la maison. Une première
querelle se produit entre les époux au sujet de Rimbaud; celui-ci, témoin de la scène, est blessé profondément dans son amour-propre; il s'enfuit dans Paris,
et y erre pendant huit jours, mourant de faim et de
froid, et couvert de vermine.

Verlaine le retrouve, et avec la complicité d'autres
écrivains, lui fournit une chambre. Rimbaud se débar-
rasse alors de ses loques en les lançant par-dessus les
toits, sous les yeux des voisins ébahis. Pendant plusieurs mois, le jeune poète est logé et nourri grâce à
la collaboration de Verlaine et de ses amis. Il demeure
successivement chez chacun d'eux, puis rue Victor-
Cousin, et échoue enfin rue Campagne-Première. Ce
dernier détail a son importance, comme nous le verrons
plus loin. Il se promène dans Paris, visitant musées
et bibliothèques. Puis, à une époque où les subsides
de ses protecteurs se font plus rares, il essaie le métier
de camelot; il vend des anneaux de clefs.

Ses allures taciturnes, son humeur volontaire, lui
attirent de nombreux ennemis, dont il se plaît à attiser
la haine par ses invectives et par l'outrance de ses
propos, surtout lorsqu'il a bu de l'absinthe, à l'action de
laquelle il est très sensible. Il a, au dîner des « Vilains

Bonshommes [1] », une querelle avec un convive, qui lui reproche son impolitesse manifeste. Comme argument décisif, il brandit dans la direction de son interlocuteur une canne à épée, qui le blesse légèrement.

INFLUENCE DE RIMBAUD SUR VERLAINE. RELATIONS DES DEUX POÈTES.

Il nous faut maintenant étudier l'importante question des relations de Verlaine et de Rimbaud. Aucune n'a suscité autant de polémiques. Nous ne pouvons faire état des affirmations partiales des admirateurs de l'un ou de l'autre des deux poètes. Les uns, amis des deux jeunes gens, ou d'un seul, se bornent à nier en bloc toutes les accusations formulées contre eux [2]. D'autres, sans admettre l'homosexualité, reconnaissent néanmoins que l'admiration de Verlaine pour son compagnon était un peu trop vive [3]. Certains auteurs, admettant la réalité des faits reprochés aux amis, rejettent toute la responsabilité, soit sur Rimbaud, soit sur Verlaine [4]. C'est uniquement de la discussion des faits que nous essaierons de faire jaillir la vérité.

1° *Influence de Rimbaud sur Verlaine.* — Il est évident que Verlaine subissait la domination intellectuelle

1. Réunions de littérateurs (déc. 1871).
2. PATERNE BERRICHON, *Verlaine héroïque* (Revue Blanche, 1896). ISABELLE RIMBAUD, LEPELLETIER.
3. PATERNE BERRICHON.
4. DONOS et aussi Mme Verlaine, femme du poète.

de Rimbaud [1]. Lepelletier nous montre « l'influence de
ce jeune être bizarre, anormal, au génie maladif, dont
l'originalité sensationnelle et l'étrange façon d'envi-
sager les choses impressionnaient vivement son ami ».
Plus loin, il dit : « Il est certain que les combinaisons
imaginatives et les spéculations extraordinaires de Rimbaud eurent une grande action sur son cerveau et
modifièrent son tempérament poétique. « C'est que
Verlaine était avant tout un sensitif; il était un médiocre
imaginatif, et encore moins un penseur [2]. Nous avons pu
constater, au contraire, la hardiesse vraiment géniale
des conceptions de Rimbaud, malgré leur tendance paradoxale : « Rimbaud, à dix-sept ans, possédait la
conscience intellectuelle d'un homme mûr, et Verlaine,
à vingt-huit ans, demeurait l'enfant qu'il devait toujours être [3]. »

D'autre part, quelle volonté puissante possédait
l'auteur des *Illuminations!* « Pauvre Lélian, » au
contraire, ne pouvait être que la proie de ses instincts
et le jouet de familiers plus déterminés que lui [4]. C'est
ce qui arriva avec Rimbaud.

2º *Quelques mots sur l'instinct sexuel chez les deux
poètes.* — A son arrivée à Paris, Rimbaud, encore
enfant, était « d'une beauté et d'une juvénilité atti-
rantes [5] ». Son ami lui trouvait un visage « d'ange en
exil ». Il était vierge et très chaste. L'œuvre de chair

1. Tous les biographes sont d'accord sur ce point.
2. Se reporter à l'étude de l'état mental de Verlaine.
3. PATERNE BERRICHON.
4. Se reporter à l'étude de la volonté chez Verlaine.
5. PATERNE BERRICHON.

lui répugnait; le moindre attouchement lui occasion-
nait une souffrance indicible :

Je m'éloignais du contact. Étonnante virginité![1]

Mais pourtant son imagination sensuelle était vive; un
biographe l'affirme[2], et nous en trouvons la confirma-
tion dans ses premières œuvres. Il croyait, comme
Verlaine, avoir eu à se plaindre des femmes, et pro-
clamait bien haut son mépris du beau sexe. P. Berrichon certifie même que sa volonté, sincère ou affectée,
de s'élever par l'esprit au-dessus des conventions morales
lui faisait tenir un langage compromettant.

Nous avons raconté suffisamment en détail les exploits
amoureux de Verlaine, jusqu'à cette époque, pour
donner une idée nette de son tempérament génital :
il était incapable de résister aux incitations de ses sens.
A ce moment plus qu'à tout autre, son instinct luxurieux le dominait : sa jeune femme était aussi lasse
de ses brutalités que « des expansions trop énergiques
et des exigences conjugales trop passionnées[3] » qui les
suivaient. Les époux firent chambre à part. Comme
Rimbaud, Verlaine excusait les passions contre nature,
et même bâtissait à leur sujet des théories paradoxales
dans lesquelles il considérait favorablement ces mœurs
anormales. Rappelons qu'il les célébrait même dans ses
vers[4].

3º *Preuves des relations sexuelles entre Verlaine et
Rimbaud.* — Examinons maintenant les faits. Le docu-

1. *Une saison en enfer.*
2. PATERNE BERRICHON.
3. LEPELLETIER.
4. Cf. *Les Amies.*

ment capital est un sonnet écrit par Verlaine à la prison de Mons, en 1874, alors que chez le nouveau converti réapparaissait avec une puissance terrible le « faune », et qu'aux vers de *Sagesse* succédaient des vers beaucoup plus profanes. Voici les passages les plus caractéristiques de ce sonnet [1] :

A propos d'une chambre, rue Campagne-Première, à Paris, en janvier 1872 :

> O chambre, as-tu gardé les spectres ridicules,
> O pleine de jour sale et de bruits d'araignées?
> O chambre, as-tu gardé leurs formes désignées
> Par des crasses au mur et par quelles virgules?
> . . . .
> Qu'on l'entende comme on voudra, ce n'est pas ça!
> Vous ne comprenez rien aux choses, bonnes gens.
> Je vous dis que ce n'est pas ce que l'on pensa.
>
> Seule, ô chambre qui fuis en cônes affligeants,
> Seule, tu sais! mais sans doute, combien de nuits
> De noce auront dévirginé nos nuits, depuis!

Les vers précédents, composés dans la solitude d'une prison, après une crise morale extrêmement violente, et nullement destinés à être publiés, sont suffisamment précis pour fixer notre opinion. Nous rappelons, en outre, qu'en janvier 1872, Rimbaud habitait rue Campagne-Première. En février 1872, il quitta Paris pour retourner chez sa mère, dans les Ardennes. Quel fut le motif de sa détermination? Un de ses admirateurs prétend qu'elle est due à ce qu' « il crut s'apercevoir du caractère équivoque pris peu à peu par l'amitié de Verlaine éloigné du lit conjugal [2] ». En réalité, nous

1. Cité par Doxos, publié dans *Jadis et Naguère*, sous le titre : *Le Poète et la Muse.*
2. Paterne Berrichon.

ne la connaissons pas; nous ne pouvons que la pressentir. Le jeune poète rentra chez lui désolé; il vécut solitaire, fuyant ses amis de collège, promenant sa mélancolie dans les campagnes, dormant peu, écrivant beaucoup [1]. Était-ce le remords?

Mais l'ardent Verlaine aurait envoyé ensuite à son « grand péché radieux » des lettres « cordiales, trop cordiales, où se lisaient des serments de ne plus donner prise au grief qui les avait séparés et de se conduire désormais envers Rimbaud de la façon dont celui-ci l'entendait; c'est-à-dire sans que jamais déviassent en de la saleté charnelle leurs rapports d'esprit à esprit, d'âme à âme [2] ». Ce sont ces lettres qui auraient déterminé le retour à Paris de Rimbaud.

Verlaine a bien voulu, dans la préface d'un roman de M. Henri d'Argis, intitulé *Sodome*, nous faire savoir ce qu'il pensait de ces mœurs anormales, qu'on lui reprochait. Son explication, qui est une excuse, avant tout, et qui cadre bien avec l'esprit du livre, paraît sérieusement s'adapter à son cas particulier :

Une surexcitation de l'intellect, avec un sentiment plastique peut-être exagéré, des déboires dans un amour qui devait rendre heureux, voilà, croyons-nous, l'origine habituelle d'une erreur qui, pour n'avoir pas eu cette excuse et n'être pas restée un cas intellectuel et moral est punie si terriblement par la Bible.

Le poète a souvent nié les faits; il s'est même offert

1. *Illuminations*, chansons en vers libres.
2. PATERNE BERRICHON. L'existence de ces lettres est affirmée par P. Berrichon, qui n'admet pas les rapports sexuels entre les deux poètes. Verlaine aurait, à son avis, seulement laissé entrevoir ses sentiments à son ami, et, de ce fait, déterminé son départ.

pour un examen médical, tout en reconnaissant, d'ailleurs,
que semblable épreuve ne pouvait donner aucun résultat.
D'autres fois, il s'est accusé de tous les péchés qu'on
peut commettre, mais sans préciser. Si l'on en excepte
le fameux sonnet de la prison de Mons, non destiné
à la publicité, il n'a jamais avoué catégoriquement.
Se faisant gloire de ses fautes [1], se parant avec bonheur
d'une auréole de démon, il s'est contenté de laisser
entrevoir la vérité :

Il n'existe pas de péché que je n'aie commis, dit-il fièrement,
et sa tête se releva. Tous les péchés capitaux, je les ai commis
en pensée et en action! Un véritable damné [2]!

Revenons à l'étude de la vie de Verlaine, si étroitement liée alors à celle de Rimbaud.

Au printemps de 1872, l'auteur des *Illuminations* se
trouve à Charleville, fâché avec son ami. Sur les instances
de celui-ci, il consent à revenir à Paris, en juillet 1872,
pour préparer le départ en Belgique. Quels graves
motifs amènent donc Verlaine à quitter ainsi sa femme
et un bébé de quelques mois? Le motif avoué est la
crainte qu'a le poëte d'être poursuivi comme Communard. Cette peur paraît véritablement injustifiée, en
raison du rôle bien effacé joué par l'employé Verlaine
dans le mouvement révolutionnaire. Personne, d'ailleurs, ne songe à lui. Ce voyage est considéré par les
beaux-parents comme devant permettre aux jeunes
époux, aux prises en des querelles presque quoti-

1. Se reporter à l'étude du sens moral chez Verlaine.
2. BYVANCK, *Paul Verlaine*, Rev. polit. et littér.

diennes, de se rasséréner. En plus, la jeune femme est heureuse de voir partir un mari ivrogne et brutal, et le poète désire quitter des beaux-parents qui l'accablent d'amers reproches, et une femme qui n'a pas « toute patience et toute douceur ». Mais surtout, son humeur vagabonde se délecte à la pensée de pérégriner.

> En compagnie illustre et fraternelle vers
> Tous les points du moral et physique univers [1].

Quant à Rimbaud, il est atteint d'une véritable manie des voyages. Il pousse son ami au départ; peut-être même est-ce lui qui l'a imaginé.

Pérégrinations des deux amis jusqu'à « l'accident » de Bruxelles. — Les deux voyageurs se rendent à Bruxelles; ils y restent jusqu'en septembre 1872; de la capitale, ils rayonnent vers les villes les plus importantes de Belgique et de Hollande. C'est Verlaine qui paie tous les frais. Les compagnons cherchent vainement, paraît-il, un emploi. Quel emploi? Nous l'ignorons.

Puis ils passent en Angleterre. Rimbaud parcourt tous les quartiers de Londres, hante les musées et les bibliothèques, apprend la langue, et s'intéresse à la littérature anglaise. Verlaine, lui, fréquente des Communards exilés, s'habitue au gin et au wisky. Pendant la dépression qui succède à l'excitation alcoolique, il songe plusieurs fois au suicide [2]. Il est devenu « nerveux, atrabilaire, quinteux [3] ». A la même époque, il

1. *Amour.*
2. Fait rapporté par Lepelletier, son plus intime ami à cette époque, qui correspondait avec lui.
3. D'après l'éditeur Lemerre.

compose les *Croquis londoniens* et commence les *Romances sans paroles*. Très patriote, même chauvin, il opte, en qualité d'Alsacien-Lorrain, pour la nationalité française.

Puis, sa femme, lasse d'une absence un peu trop prolongée, entame contre lui un procès en séparation de corps.

En décembre 1872, Rimbaud, qui ne s'entend plus avec son ami, retourne à Charleville. Il revient un mois après pour soigner son compagnon malade, puis le fuit à nouveau. Le jeune poète a alors un teint plombé; il ne mange plus, maigrit, se trouve très fatigué; il veille toutes les nuits pour écrire *Une saison en enfer*.

En avril 1873, Verlaine, en convalescence chez une tante, à Jéhonville [1], s'efforce, mais en vain, de se réconcilier avec sa femme, qu'il adore ou qu'il déteste, suivant les jours. Un mois plus tard, les deux poètes ont renoué leurs relations et retournent ensemble à Londres, où Verlaine donne des leçons de français.

Les querelles deviennent très fréquentes entre les amis; certaines ont lieu dans les cafés. Rimbaud paraît avoir tous les torts, ou presque. Il ne peut souffrir que son « compagnon d'enfer » boive de plus en plus.

Il devient très acariâtre.... Lorsqu'ils sont ensemble, ce sont des conflits acerbes.... Il semble, en vérité, que Rimbaud cherche à se faire haïr de Verlaine. Il l'épouvante par des colères et des mystifications sinistres, par des voies de fait même; il l'accable de railleries, passe des heures à lui faire honte de tout ce qui l'a pu toucher au monde, et s'indigne s'il pleure [2].

1. Ardennes belges.
2. PATERNE BERRICHON.

Puis le jeune poète s'éprend d'une Londonienne, et cache soigneusement son secret à son ami; cette fois, ce n'est plus une passion exclusivement spirituelle, comme les amourettes de Charleville. Faute de pouvoir satisfaire son désir auprès de l'élue, il recourt, à dix-huit ans, aux bons offices de prostituées de la banlieue. C'est la première fois que le jeune homme est en contact avec la femme; ses biographes affirment que son état pathologique s'améliore à partir de ce moment.

Verlaine qui, jusqu'ici, a subi la domination de son ami, se révolte enfin : le 5 juillet 1873, il quitte le domicile commun, à la suite d'une querelle, et probablement sous l'empire de l'alcool. A Bruxelles, il retrouve sa mère, qui essaie depuis plusieurs mois de le réconcilier avec sa femme, et de lui faire abandonner Rimbaud. Mais la jeune femme a refusé de venir les retrouver. Le poète, lorsqu'il apprend cette nouvelle, noie son chagrin dans la verte liqueur, puis écrit à Rimbaud, qui arrive quelques jours après. Seulement, ce n'est plus pour continuer à vivre avec Verlaine : il veut simplement de l'argent pour aller rechercher à Paris le manuscrit des *Illuminations*, qu'il y a laissé, et repartir dans les Ardennes. Désespéré, son ami boit de plus en plus, et s'efforce de le retenir. C'est là le fond de la tragédie : Rimbaud veut à tout prix abandonner Verlaine.

Au cours de la discussion, rendue plus acerbe par l'ébriété de Verlaine, celui-ci tire sur son compagnon deux coups de revolver dont le premier le blesse légèrement au poignet, puis, pardonné presque aussitôt, le menace à nouveau de son arme, dans la rue. Voici le récit du drame, d'après la déposition de Rimbaud [1], au cours du procès [2] :

Jeudi matin, il sortit à six heures; il ne rentra que vers midi, il était à nouveau en état d'ivresse; il me montra un pistolet qu'il avait acheté, et quand je lui demandai ce qu'il comptait en faire, il répondit en plaisantant : « C'est pour vous, pour moi, pour tout le monde! »; il était fort surexcité.

Pendant que nous étions ensemble dans notre chambre, il descendit encore plusieurs fois pour boire des liqueurs; il voulait toujours m'empêcher d'exécuter mon projet de retourner à Paris. Je restai inébranlable, je demandai même de l'argent à sa mère pour faire le voyage; alors, à un moment donné, il ferma à clef la porte de la chambre donnant sur le palier, et s'assit sur une chaise, contre cette porte; j'étais debout, adossé contre le mur d'en face, il me dit alors : « Voilà pour toi, puisque tu pars! » ou quelque chose dans ce sens; il dirigea son pistolet sur moi et m'en lâcha un coup qui m'atteignit au poignet gauche. le premier coup fut presque instantanément suivi d'un second; mais, cette fois, l'arme n'était pas dirigée vers moi, mais abaissée vers le plancher. Verlaine exprima immédiatement le plus vif désespoir de ce qu'il avait fait, il se précipita dans la chambre contiguë, occupée par sa mère et se jeta sur le lit; il était comme un fou. Il me mit son pistolet entre les mains et m'engagea à le lui décharger sur la tempe. son attitude était celle d'un profond regret de ce qui lui était arrivé. La blessure me paraissait peu grave, je manifestai l'intention de me rendre le soir même à Charleville, auprès de ma mère. Cette nouvelle jeta Verlaine de nouveau dans le désespoir; sa mère me remit 20 francs pour faire le voyage; et ils sortirent avec moi pour m'accompagner à la gare du Midi.

Verlaine était comme fou; il mit tout en œuvre pour me retenir; d'autre part, il avait constamment la main dans la

1. Qui refusa de porter plainte et fut cité seulement comme témoin.
2. Cette déposition est rapportée dans le *Journal des tribunaux de Bruxelles*, du 20 juin 1907.

poche de son habit où était son pistolet. Arrivés à la Place Rouppe, il nous devança de quelques pas, et puis il revint sur moi; mon instinct me faisait craindre qu'il ne se livrât à de nouveaux excès; je me retournai et je pris la fuite en courant; c'est alors que je priai un agent de police de l'arrêter.

L'attentat vaut à Verlaine, le 8 août 1873, une condamnation à deux ans de prison, de la part des juges bruxellois. Pendant les débats, sa femme et ses beaux-parents confirment, par délégation, les accusations d'homosexualité.

Les relations des deux poètes ne se terminent pas sur « l'accident de Bruxelles ». Verlaine, en prison, continue à penser à son ami [1]. Libéré, il apprend que Rimbaud se trouve en Allemagne, précepteur des enfants d'un médecin. Il part immédiatement, chargé de tout son argent disponible, et abandonnant à Paris de très importants intérêts, pour reprendre la vie commune. Mais l'ancien compagnon l'accueille très mal, et, à la suite d'une rixe, le laisse à terre, assommé. Pourtant, à peine remis de son évanouissement, « Pauvre Lélian » implore à nouveau. Rimbaud reste intraitable [2].

En prison.

En prévention aux Petites-Carmes, à Bruxelles, le poète est soumis à un régime sévère qui lui permet de se désintoxiquer. Il ne paraît pas se soucier outre

1. Ainsi qu'en témoigne le sonnet *A propos d'une chambre, rue Campagne-Première*, cité plus haut.
2. Ces détails peu connus sont donnés par PATERNE BERRICHON, Revue Blanche, 1896.

mesure de son procès. Loin de songer à se défendre, loin de s'absorber dans ses remords, il fait des vers.... Dans l'étroite cellule naissent les pièces fantastiques qu'on trouve dans *Jadis et Naguère* [1].

Par faveur, le condamné, conduit à la prison de Mons, est admis au régime de la pistole, un peu plus substantiel que le régime ordinaire, mais toujours privé de boissons alcoolisées. Au début de sa détention, une dépression profonde l'envahit. Mais il acquiert bien vite une singulière résignation, s'habitue à sa nouvelle existence, lui trouve même un certain charme.... Plus tard, il regrettera [2] les deux années passées en prison :

> J'ai longtemps habité le meilleur des châteaux.
> . . . .
> Et je n'ai jamais plaint ni les mois, ni l'espace,
> Ni le reste, et du point de vue où je me place
> Maintenant que voici le monde de retour,
> Ah ! vraiment, j'ai regret aux deux ans dans la tour.
> Car c'était bien la paix réelle et respectable,
> . . . .
> D'ailleurs, nuls soins gênants, nulle démarche à faire....

Ses loisirs sont partagés entre le travail manuel et l'étude. On lui permet d'avoir une petite bibliothèque, dont les classiques, des dictionnaires, les œuvres de Shakespeare constituent les éléments. Il lit en entier Shakespeare, dans le texte anglais, puis le traduit. En même temps, il songe à ses prochains poèmes et à des pièces de théâtre. Bien qu'il soit éloigné de sa femme depuis plus d'un an, bien que des dissentiments graves

1. *Crimen Amoris*, *Don Juan pipé*, etc.
2. Dans *Amour*.

l'en séparent, il continue à l'adorer. Il semble que cet amour croisse avec la résistance, l'éloignement et aussi avec la continence forcée de la prison. Le poète fait des rêves de réconciliation, ébauche des projets d'avenir, que rien dans sa situation présente ne justifie. Il y a là une véritable auto-suggestion semblable à celle qui a déterminé son mariage. Il pense, en outre, créer une maison de traductions, ou retrouver à l'Hôtel de Ville son emploi abandonné depuis si longtemps. Cette euphorie s'accompagne d'une diminution de son excitabilité : « Il s'adoucit, ne jure plus, rougit de son passé, ne s'irrite plus que contre lui-même [1]. »

Brusquement, tous ses projets sont réduits à néant. Il reçoit un jour la copie du jugement en séparation de corps et de biens, jugement demandé par sa femme. La nouvelle lui porte un coup terrible. Une ou deux heures après, il fait venir l'aumônier dans sa cellule, et lui demande un catéchisme. Tout d'abord, la lecture édifiante ne réussit pas à calmer le trouble de son âme :

Les preuves assez médiocres apportées par Mgr Gaume en faveur de l'existence de Dieu et de l'immortalité de l'âme me plurent peu et ne me convertirent pas du tout, je l'avoue, en dépit des efforts de l'aumônier pour les corroborer de ses meilleurs et de ses plus cordiaux commentaires [1].

Le prêtre l'invite alors à se consacrer à l'étude du sacrement de l'Eucharistie. Le prisonnier passe une nuit « à méditer sur la Présence réelle et la multiplicité sans nombre des hosties, figurée aux Saints Evangiles par la multiplication des pains et des boissons » [2]; et aussi

1. Lepelletier, d'après les lettres intimes du poète
2. *Mes Prisons.*

à remuer dans son esprit toutes ses causes de tourments. En même temps, il contemple, accroché au mur de la cellule, un crucifix de cuivre, et une médiocre lithographie du Sacré-Cœur : un Christ « longue tête chevaline, grand buste émacié [1] », indique du doigt son cœur,

Qui rayonne et qui saigne [2].

Quel est l'effet de ces réflexions solitaires? Ecoutons Verlaine :

Tout cela détermina en moi une extraordinaire révolution.... Je ne sais quoi ou qui me souleva soudain, me jeta hors de mon lit, sans que je pusse prendre le temps de m'habiller, et me prosterna en larmes, en sanglots, aux pieds du Crucifix et de l'image surérogatoire, évocatrice de la plus étrange, mais, à mes yeux, de la plus sublime dévotion des temps modernes de l'Église catholique.... Je croyais, je voyais, il me semblait que je savais, j'étais illuminé [3]. Je fusse allé au martyre pour de bon, et j'avais d'immenses repentirs [4]....

Causes de la conversion. — Dans son enfance, Verlaine est élevé dans les pratiques d'une religion méticuleuse; il fait une bonne première communion.

A vingt ans, le raisonnement le dégage de l'idée religieuse : « Il avait l'athéisme rationnel et intelligent; il avait lu des ouvrages matérialistes, entre autres : *Force et Matière*, du Dr Buchner [5]. » Il connaît également Moleschott et Feuerbach.

En prison, avant sa soudaine conversion, il n'a — ses

1. *Mes prisons.*
2. *Sagesse.*
3. Verlaine se souvient à point de Polyeucte!
4. *Mes Prisons.*
5. LEPELLETIER.

lettres en font foi — aucune pensée dévote; il lit des ouvrages profanes et dédaigne les services de l'aumônier.

Examinons par quel concours de circonstances cet être purement sensitif, nullement raisonneur, est poussé à revenir vers ses premières croyances. Lui-même [1], analysant son état d'âme, nous parle de son désespoir de ne pas être libre, de l'ennui accablant que lui procurent la solitude et l'éloignement de ses parents, de ses amis, de la honte qui l'étreint au souvenir de ses fautes. Peu à peu, sous l'influence du régime bienfaisant de la prison, la désintoxication survient; nous savons qu'elle s'accompagne d'une intense dépression nerveuse. Au même moment, la nouvelle du jugement en séparation de corps et de biens, brisant ses rêves de bonheur reconquis, achève de l'anéantir.

Plus d'espoir! Tout se ligue contre lui. Que lui reste-t-il donc dans cette étroite cellule où le soleil, ni les bruits de l'extérieur, ne pénètrent jamais? Seulement un crucifix de cuivre et une image du Christ, au cœur saignant, transpercé de flèches, qui en forment tout l'ornement, et qui, forcément, retiennent l'attention et sollicitent l'imagination du poète. Surtout l'imagination!

Dans cette âme vibrante naissent les mêmes sentiments que chez les matelots ou chez les soldats exposés quotidiennement au danger, chez leurs parents anxieux, chez certaines personnes sensibles qui voient mourir des êtres chers, chez certains amoureux déçus qui semblent

---

1. Dans *Mes Prisons*.

avoir perdu leur raison de vivre, chez les malades pour lesquels la science est impuissante... et qui vont à Lourdes, chez tous ceux qui souffrent ou qui craignent, et qui ne peuvent lutter, par faiblesse de caractère, ou en raison d'une impossibilité matérielle, contre leur destinée. Verlaine, comme ces malheureux, voit sa religiosité ranimée par la souffrance morale; il faut qu'il y ait un Etre suprême, puisque, sur terre, il ne peut plus trouver aucune consolation; puisqu'un Dieu, seul, peut lui apporter l'apaisement. Par une auto-suggestion fréquente et bien compréhensible, il se crée une divinité : c'est la foi!

Pour Lepelletier, cette conversion n'est « ni profonde, ni véridique »; il l'explique en disant : « Verlaine ne fut pas converti par la puissance de l'examen, par la persuasion, par l'apparition d'une évidence, mais seulement par la violence d'une bourrasque d'existence. » Qu'importe! Le défaut de raisonnement, loin de faire douter de la sincérité des sentiments religieux, est, au contraire, ce qui caractérise la foi, qui doit être aveugle. C'est ce que nous trouvons chez le poète :

Il se repent avec simplicité,... d'un repentir catholique, fait de terreur et de tendresse, sans raisonnement, sans orgueil de pensée : il demeure, dans sa conversion comme dans sa faute, un être purement sensitif [1].

Quelques jours plus tard, sur les conseils de l'aumônier, élevé au rang de directeur de conscience, le prisonnier abandonne Shakespeare, pour Xavier de Maistre, Auguste Nicolas, saint Augustin et même... Virgile. Il

1. JULES LEMAITRE, *Les Contemporains.*

critique les libres penseurs et considère avec dégoût la dépravation des mœurs de cette fin de siècle.

... Seulement, lorsqu'il sera sorti de prison, ayant repris ses travaux et ses habitudes funestes, la foi s'évaporera. Tout aussi instinctive que son ardeur érotique ou sa dipsomanie, mais devenue moins farouche et plus théâtrale, elle coexistera avec ses nombreux défauts; sans que le poète sente jamais l'anormal de cette situation paradoxale, qui lui semble au contraire tout à fait naturelle.

Peu après sa conversion, le prisonnier traverse une phase violente d'exacerbation sensuelle, qui se traduit par des poèmes érotiques, composés dans l'intervalle des prières! De cette époque date le sonnet *A propos d'une chambre, rue Campagne-Première*, dont nous avons déjà parlé. Au même moment, on imprime les *Romances sans paroles*, pendant que le néophyte épanche son ardeur religieuse en « litanies éplorées [1] » de *Sagesse*. Il écrit également la plupart des poèmes qui forment *Jadis et Naguère* et *Parallèlement*.

DE LA SORTIE DE PRISON AU RETOUR A PARIS
(1875-1885).

Le poète sort de prison le 16 janvier 1875. Sa mère qui, pendant toute sa détention, a fait preuve d'un dévouement admirable, accomplissant de multiples démarches en sa faveur, et se déplaçant fréquemment de Paris à Mons pour l'apercevoir à travers les grillages

1. G. DESCHAMPS.

du parloir, est venue le recueillir, et l'emmène à Arras et dans les Ardennes. Mais la Renommée aux cent bouches a déjà propagé le récit de ses aventures, et il reçoit des parents auxquels il rend visite un accueil plutôt médiocre.

Plein de bonnes résolutions, il passe en Angleterre, pour y gagner sa vie, car ses nombreux appels à la bourse maternelle ont diminué sérieusement le patrimoine familial. Il ne boit plus [1], travaille régulièrement, donnant des leçons de français, de latin et de dessin, à titre de professeur libre. Sa situation paraît pourtant assez instable; il change continuellement de résidence, et, courant le cachet, mène une véritable lutte pour l'exirtence. Il compose *Echelonnement des haies* et *La Mer est plus belle* [2]. Dans *Ecrit en* 1875 [3], la solitude reposante de la prison de Mons, où il n'avait

Nuls soins gênants, nulle démarche à faire

lui semble rétrospectivement plus agréable, en comparaison de sa vie trépidante actuelle. Il continue *Jadis et Naguère.*

En octobre 1878, il entre comme professeur d'anglais et de littérature au collège ecclésiastique Notre-Dame, à Rethel, où il succède à son ami Delahaye. Le poète se montre pédagogue dévoué, s'intéresse aux jeux de ses élèves et se lie d'amitié avec un de ceux-ci, Lucien Létinois, fils d'un cultivateur des environs. Les bons Pères, édifiés par la piété de celui en qui ils ne soup-

1. Du moins ses biographes l'affirment.
2. XIII et XV de *Sagesse.*
3. Dans *Amour.*

çonnent guère l'auteur de *Sagesse*, vantent sa sobriété, la simplicité de sa vie et admirent l'étendue et la diversité de ses connaissances, surtout littéraires. Verlaine écrit beaucoup pendant cette période.

Mais, à la fin de l'année 1878, l'alcool reprend progressivement ses droits. D'abord, le poète prend goût au vin gris des Ardennes, servi sur la table des professeurs, puis absorbe des quantités de plus en plus élevées de kirsch, après ses repas. Enfin, les jours de sortie, il revient à la « fée verte ». De temps à autre, il rentre ivre au collège. Un jour, à la suite de libations encore plus copieuses que d'habitude, il a une violente altercation avec le supérieur et l'économe. Dégrisé, il refuse de faire des excuses, ce qui motive son renvoi.

Il s'installe alors, jusqu'en 1881, chez les parents de son ami Létinois, à Coulommes : il aime la vie rustique, mais surtout comme un citadin qui part en vacances à la campagne, pour quelques semaines; il se montre dépourvu des connaissances techniques du paysan, et ses principales occupations consistent en longues promenades et en beuveries dans les auberges du voisinage. En 1881, désireux de s'établir à son compte, il achète aux parents de Létinois une ferme, à Juniville. C'est sa mère qui fournit les fonds; il l'appelle auprès de lui. Mais l'exploitation mal conduite, dévore les capitaux. Insoucieux, « Pauvre Lélian » se rend, ou mieux s'enfuit à Londres, avec Létinois, et ne retourne à Paris, chez sa mère, que lorsque l'argent lui fait défaut. A ce moment, *Sagesse* paraît chez l'éditeur catholique Palmé [1]. Le livre n'a aucun succès, la critique le

1. Oct. 1881.

dédaigne, et il rentre bientôt dans les caves de l'éditeur.

Puis Lucien Létinois meurt, et Verlaine épanche sa douleur dans *Amour* et dans *Bonheur*. Notons que les bruits fâcheux qui ont accompagné les relations de Verlaine et de Rimbaud se reproduisent au sujet de Létinois; nous ne possédons aucun renseignement nous permettant d'en apprécier la valeur.

Le poète abandonne la culture, et forme le projet de vivre du produit de ses œuvres littéraires; il fait pour *Le Réveil* de courtes chroniques [1] publiées ensuite dans *Mémoires d'un veuf*. Il écrit *In memoriam, Les poètes maudits*. On le voit dans les brasseries des environs de la Bastille, où il retrouve de « grosses gouines au nez camus »; il obtient les faveurs de la patronne d'un bureau de tabac et d'une pâtissière. A cette époque, il boit autant qu'avant « l'accident » de Bruxelles.

En octobre 1883, brusquement, sans raison appréciable, il retourne dans son exploitation agricole. Il s'endette de plus en plus, perd, sans trop s'en préoccuper, plus de trente mille francs. Il continue à boire terriblement, se querelle et même se bat avec les paysans qui participent à ses orgies nocturnes. Ses débauches, accompagnées de tapage et de provocations, scandalisent les voisins. En une semaine, il dissipe sept mille francs. Il demande alors de l'argent à sa mère qui est venue le retrouver; quelquefois, il en exige…; c'est la source de scènes pénibles où le fils a tous les torts [2]. En 1884, à bout de forces, la pauvre femme doit se réfugier chez un voisin.

1. *Paris-vivant.*
2. D'après Lepelletier

Pendant cette année, Verlaine publie son *Art poétique* [1]; il réédite les *Poètes maudits*, *Sagesse* et les *Romances sans paroles*. *Jadis et Naguère* paraît en décembre.

Cinq mois durant, de novembre 1884 à mars 1885, le poète est engagé dans trois procès, à Coulommes. Il s'en préoccupe fort peu : « Du matin au soir, insoucieux de la bande rapace des gens de la basoche qui se partageaient les dépouilles de sa fortune foncière, il composait, avec la plus entière indépendance d'esprit, des romances, des contes, des nouvelles, des comédies en prose ou en vers.... Il ne gémit pas, ne maudit pas les juges qui lui font perdre deux procès sur trois. Mais, au moment de quitter, sans esprit de retour, le coin de la terre ardennaise où l'on saisit son bien, il écrit, avec une belle humeur puérile, une gaminerie d'écolier : « Ils m'ont plumé, mais j'emporte mes plumes et mon encrier [2]. »

Un jour [3], rentrant ivre d'un voyage à Paris, il a avec sa mère une très violente querelle, à la suite de laquelle un témoin, d'ailleurs partial, l'accuse « d'avoir levé la main sur elle, de l'avoir menacée de mort, un couteau ouvert à la main [4] ». Verlaine, de son côté, prétend que, pour forcer sa mère à venir habiter avec lui, il l'a seulement menacée de se suicider. Remarquons qu'il ne peut guère se souvenir des paroles prononcées et des actes commis sous l'empire de l'ivresse.

---

1. *Jadis et Naguère.*
2. DONOS, *Verlaine intime.*
3. 11 février 1885.
4. LEPELLETIER.

Le tribunal correctionnel de Vouziers, admettant les
circonstances atténuantes, ne le condamne qu'à un mois
de prison.

RENTRÉE A PARIS. MORT DE LA MÈRE (1885-1886).

A peine sorti de prison, le poète rentre à Paris, presque
entièrement ruiné, et se remet à boire furieusement.
Pourtant, l'approche de la misère l'effraie, et le force
à travailler; il prépare *Mémoires d'un veuf*, *Louise
Leclercq*, *Madame Aubin*, et des biographies pour *Les
hommes d'aujourd'hui*. Il souffre déjà de ses articula-
tions. Bientôt, une paraplégie le force à entrer pour la
première fois à l'hôpital Tenon.

Le 21 janvier 1886, sa mère meurt, à peu près dans
la misère, dans un garni de la rue Moreau. Il perd ainsi
la seule personne ayant une influence favorable sur lui.
Ce deuil l'affecte profondément, et détermine une recrudescence de sa dipsomanie, l'absinthe restant toujours
la grande préférée.

JUSQU'A SA MORT (1886-1896).

Il loge dans l'arrière-boutique d'un marchand de vins,
au fond de la cour Saint-François, sale et mal famée.
C'est l'endroit propice pour satisfaire sa passion. A
partir de ce moment, son existence est partagée entre
la vie errante et les séjours à l'hôpital.

Il ne peut se résigner à payer son loyer; c'est à peine
s'il y songe le jour du terme. Il emprunte alors à son

éditeur, Vanier, sur le produit de ses œuvres... futures.
A l'échéance suivante, l'éditeur se montre intraitable;
Verlaine est réduit à vendre son propre portrait peint
par Valadon; mais, au lieu de payer son loyer, il boit
le produit de la vente. Le propriétaire se constitue des
gages en s'emparant du mobilier, du linge, des rares
vêtements et des manuscrits du poète, dont l'ultime ressource est d'entrer, en juillet 1886, à l'hôpital Tenon,
grâce à la recommandation de son éditeur. En même
temps qu'il se désintoxique, sa lucidité reparaît; il élabore des projets d'avenir :

> Je tâcherai, dès sorti, à être un homme, un brave homme
> soucieux de gagner honorablement des sous.... J'entassera,
> prose sur vers, en des critiques, en des nouvelles, en des romans,
> en des poèmes.... Sage, je le deviendrai, etc.

En réalité, c'est à l'hôpital qu'il travaille le plus.

Sorti en septembre 1886, de Tenon, il traîne dans les
cafés du Quartier latin sa misère et sa jambe boiteuse.
Deux mois après, il rentre à l'hôpital Broussais, où il
compose des poèmes d'*Amour* et de *Parallèlement*, des
Nouvelles et des *Mémoires*. A cette époque, il commence
à être connu. Jean Moréas, Maurice Barrès et Charles
Morice l'ont découvert, et lui font une grande réclame
dans leurs feuilles littéraires. D'autre part, des journalistes lui reprochent ses faiblesses, et l'on voit Verlaine
répondre à un article intitulé *Les accidents de Verlaine*[1]
par ces phrases qui reflètent une inconscience manifeste de sa situation :

> Comme il se trouve que ce Verlaine ne doit sa présente

---

1. Dans *Le Mot d'ordre*.

pauvreté qu'à une série d'indélicatesses légales et autres,
ouvrées à son détriment, dont il a toujours supporté les conséquences en toute dignité, permettez-lui de protester hautement contre quelque chose qui pourrait ressembler à une
insinuation attentatoire à son honneur.

Et, plus loin, il fait preuve d'une véritable amnésie:
il affirme qu'il n'est pas un buveur d'absinthe, ni un
pessimiste, ni un mystique, mais « un homme au fond
très digne, réduit à la misère par excès de délicatesse ».

Au printemps de 1887, il sort de Broussais, mais pour
rentrer peu après, le 22 mars, à l'Asile de convales-
cents de Vincennes, à cause de l'ankylose incomplète
de son genou gauche. Brusquement, l'amour paternel
fait chez lui une apparition; il s'enquiert de son fils, de
ses travaux, de ses goûts, et demande à le voir. Mais
la mère n'autorise pas l'entrevue.

En mai, l'état du poète s'aggrave et, jusqu'en septembre 1887, il alterne ses séjours entre l'Asile de Vincennes [1], l'hôpital Cochin [2] et l'hôpital Tenon [3]. Il compose le sonnet VIII de *Bonheur* et met sur le chantier
Parallèlement. Sorti de l'hôpital, il boit, puis revient
prendre ses quartiers d'hiver à Broussais. Au printemps
de 1888, il quitte Broussais et boit l'argent qu'il a touché
pour *Amour*. Il vend ensuite à l'éditeur Savine un livre
« à écrire » : *Histoires comme ça*, et la propriété *exclusive*
de *Bonheur*, après avoir conclu la même affaire avec
Vanier. Pendant des mois, il les berne par de bonnes
promesses, qu'il ne tient jamais, et, lorsque l'escro-

1. Mars-avril-août.
2. Avril-mai.
3. Juillet.

querie est découverte, il s'étonne qu'on lui fasse des reproches....

En décembre 1888, on le trouve à Broussais; il y écrit une nouvelle : *Extrêmes-Onctions*. Pendant l'été de 1889, il se rend, sur les conseils de son médecin, à Aix-les-Bains; il pénètre dans un hôtel malgré la défense de la gérante, mise en défiance par sa tenue systématiquement négligée et par ses allures bizarres, ce qui lui vaut d'être arrêté un moment. Il travaille alors à *Bonheur*.

A la fin de 1889, il entre à nouveau à Broussais, en sort au printemps de 1890; on l'y trouve encore en octobre [1]. C'est là qu'il compose *Parallèlement*. Il écrit également *D'aucunes*, où il vante les charmes d'amies de rencontre, Esther, Rita, Suzanne et Lily, et *Hombres* [2].

Au cours de l'été de 1891, il fait la connaissance d'une giletière, Eugénie Krantz, commune et illettrée, beauté fanée du second Empire, d'âge assez avancé. En septembre, les deux amants vivent en ménage. La femme est bavarde, souvent acariâtre, cupide, à la fois jalouse et infidèle; mais elle est travailleuse, et n'admet pas que le poète reste sans rien faire :

> Sans trêve, du lever au coucher, elle lancinait, tarabustait son concubin pour l'obliger à mettre la patte à la besogne; le rappelant à l'ordre, l'invectivant, le menaçant du balai lorsqu'elle le surprenait à rêver, le nez en l'air [3].

Verlaine subit l'emprise de cette volonté plus forte

---

1. Donos se trompe lorsqu'il parle de Saint-Antoine.
2. Ces deux volumes ne sont pas réunis aux œuvres complètes, en raison de leur caractère luxurieux.
3. Donos.

que la sienne, d'autant plus que l'inspiratrice des *Chansons pour Elle* le tient par les sens.

Des recettes importantes rentrent à la maison, car le poëte connaît maintenant les faveurs de la gloire, et ses livres se vendent bien. Mais l'économie est la moindre des qualités du couple. L'argent reçu est rapidement dissipé en festins et en beuveries : la femme aime autant les liqueurs sucrées que son amant aime l'absinthe ; et, sous prétexte de protéger sa marche chancelante, elle l'accompagne dans les cafés littéraires du Quartier latin. De sorte qu'aux périodes de ripaille succèdent des périodes de grande gêne, pendant lesquelles les amants se disputent, et essaient d'emprunter à Vanier, l'éditeur.

En 1891, Verlaine se réfugie à Saint-Antoine [1]. En deux mois et demi, il écrit les *Liturgies intimes*. Il sort en janvier 1892, et retrouve Eugénie Krantz, avec laquelle il s'enivre et se querelle. A cette époque, Vanier publie *Élégies*, *Dans les limbes*, *Dédicaces*, *Épigrammes*, *Chair*, *Chansons pour Elle*, *Liturgies intimes*, *Odes en son honneur*.

Puis des admirateurs hollandais l'invitent, en novembre, à faire une série de conférences à la Haye. Il y reçoit un accueil chaleureux, qui motive l'excellent souvenir reflété par son récit de voyage *Quinze jours en Hollande*. Il rentre à Paris, abondamment lesté de florins, dont Eugénie tente immédiatement de s'emparer. Son amant ayant refusé de lui abandonner la totalité de ses recettes, elle fait main basse sur ses vêtements, ses papiers, son linge. Verlaine entreprend un moment de la poursuivre en justice, puis, sans qu'on sache pourquoi, il retire sa plainte.

1. A Broussais, affirme Donos.

Il se lie ensuite avec une femme mariée, Philomène Boudin : « Celle-ci était une nature simple et résignée, peu exigeante sous le rapport de l'argent, économe, soigneuse... ; elle n'exerça jamais le moindre empire sur son amant [1]. » Au bout d'un certain temps, il la remplace par une fille en carte, Esther, « rappelant par ses formes la Vénus hottentote [1] ». Finalement il reprend Eugénie Krantz.

En décembre 1892, le poëte, poussé par des amis, rêve d'endosser l'habit vert. La nouvelle de sa candidature, annoncée par les journaux, provoque un tolle général ; elle lui vaut des articles satiriques, des couplets dans les cabarets montmartrois.... Il persiste pourtant dans son projet, répond à ses détracteurs [2] ; « son imagination en pleine griserie d'ambition lui suggère alors plusieurs lettres, étonnantes de vantardise, aux marges gribouillées de portraits de l'auteur en académicien, en député, en sénateur! [3] » Un an plus tard [4], il va porter au secrétaire perpétuel de l'Académie française la déclaration officielle de sa candidature au fauteuil de M. Taine. Mais il néglige de faire les visites d'usage....

Il rentre à Broussais en janvier 1893, et y reste quarante jours. A peine sorti, il boit le produit d'un chèque reçu de la Haye, et l'argent payé par Vanier pour *Mes Prisons*. En février, il va faire des conférences en Belgique. Pendant quatre mois, avec sa maîtresse, il transforme en alcool et en plats fins les

1. Donos.
2. *Ma candidature* (Revue Parisienne), 25 oct. 1893.
3. Donos.
4. 11 oct. 1893.

sommes importantes gagnées pendant son voyage ou avancées par Vanier pour *Odes en son honneur* et *Élégies*. Lorsqu'il ne reste plus rien, il s'abaisse, contraint, dit-on, par Eugénie, à envoyer à de richissimes admirateurs des demandes de secours. En même temps, il erre dans les Rédactions de revues pour essayer d'y placer des articles. Malheur au publiciste intransigeant qui refuse sa prose! Son nom est voué à tous les sarcasmes des *Invectives*.

Dans le courant de juin, Eugénie se fait enlever par un garçon coiffeur; le délaissé entre à Broussais et y reste jusqu'en octobre. Philomène Boudin vient le visiter et reprend dans son cœur — pour un moment — la place laissée vacante par le départ d'Eugénie. En novembre, le poète fait des conférences à Nancy, à Lunéville, puis en Angleterre. Il en rapporte 1 450 francs. En souvenir de son voyage, il compose *Départ, Retour, Monna Rosa*[1]. De retour à Paris, il se trouve placé devant la difficulté de choisir entre ses deux maîtresses; il se contente de persuader chacune d'elles qu'elle est l'élue, et se prodigue à toutes deux.... Finalement, Eugénie rentre en souveraine incontestée dans la maison.

1894. — Pendant cette année, la bien-aimée se livre à des fugues. Sans se laisser envahir par des considérations sentimentales, son amant regrette surtout les soins matériels qu'elle lui procurait; il erre, terminant *Dans les limbes* et poursuivant la série de ses *Invectives*. Puis il va chercher à Saint-Louis le confort qui lui manque dans sa chambre d'hôtel garni; il y enrichit la

---

1. *Varia* (Œuvres posthumes).

collection de ses *Dédicaces*. En mai, il sort de l'hôpital, bien lesté d'argent par les soins de ses admirateurs; il va habiter dans une pension de famille de la rue de Vaugirard. Ses pairs l'élisent, en août, « roi des poètes de France ». Il entre ensuite à Broussais, où Philomène reprend momentanément l'avantage sur sa rivale. On le trouve à l'hôpital Bichat, le 6 décembre 1894, traité pour « une plaie profonde au pied gauche ». Eugénie et Philomène viennent le visiter tour à tour, suivant un ordre strictement établi par le poète.

1895. — L'année suivante, Eugénie l'a reconquis entièrement; il habite avec elle rue Saint-Victor. Les recettes affluent : son éditeur le paie bien, journaux et revues recherchent sa prose, des amis généreux lui font des dons. Verlaine pourrait vivre dans une modeste aisance s'il daignait se montrer un peu plus économe, mais l'argent est dépensé dès qu'il est reçu, et la misère reste au logis.

En mai, il tente de vendre à un éditeur, pour un prix infime, le droit de tirer une édition de luxe des *Fêtes Galantes*, alors que Vanier s'est déjà assuré par traité l'exclusivité de leur publication.

Il s'alite en décembre, pour ne plus se relever [1]. Eugénie et une bonne, Zélie, le soignent à domicile [2], car il a demandé à ne pas être transporté à l'hôpital. Les deux femmes s'enivrent de punch, et Verlaine se délecte du spectacle répugnant qu'elles offrent. Quant à lui, il ne peut plus boire ni rhum, ni absinthe, qui lui inspirent un indicible dégoût. Ses facultés mentales

1. Se reporter au chapitre : Maladies de Verlaine.
2. Rue Descartes.

déclinent rapidement; il s'amuse à dorer la plupart des objets qui se trouvent dans sa chambre; une gaieté paroxystique alterne chez lui avec des crises terribles de dépression, accompagnées de « visions lugubres et pressentiment d'une mort imminente [1] »; c'est dans une de celles-ci qu'il compose ses derniers vers : *Mort*.

Il s'éteint à cinquante-deux ans, dans la nuit du 7 au 8 janvier 1896, après avoir demandé son fils.

Verlaine au café.

A partir de sa rentrée définitive à Paris, en 1885, jusqu'à sa mort, Verlaine passe la plus grande partie de son existence au café. C'est là que se trouve véritablement son foyer. Il ne peut vivre « chez lui » :

Quand il se réveillait, par un triste matin d'hiver, dans la désolation banale d'une chambre d'hôtel garni, une profonde tristesse s'emparait de lui. Pour fuir la solitude corrosive, l'odieux ennui, Verlaine... gagnait l'endroit où il savait rencontrer bonne et vivante compagnie. Cet endroit était et ne pouvait être que le café, étincelant de lumière et de gaîté, rempli d'amis et d'admirateurs [2].

En effet, en plus du besoin de boire et de la répulsion que lui inspire son logement misérable, le poëte éprouve une véritable horreur de la solitude [3], qui le pousse à rechercher les lieux fréquentés :

L'âme seulette a mal au cœur d'un ennui dense.

---

1. Donos.
2. Cazals et Le Rouge.
3 Reconnue par tous ses biographes.

Cazals, un de ses amis intimes, le reconnaît : « Il avait besoin de vivre au dehors. C'était un passionné de la vie exubérante et intense. »

Verlaine n'est pas exigeant dans le choix des établissements qu'il fréquente : ceux qu'il rencontre sur son chemin sont toujours les préférés. Mastroquets, brasseries d'étudiants du Quartier latin, cafés dits « littéraires », boîtes de nuit reçoivent indifféremment sa visite. Pourtant, il a ses habitudes : il va avec prédilection au café François-1er et à La Source.

Que fait-il au café? Il y boit et il y cause surtout; mais jamais la littérature n'intervient dans ses discussions, tout au moins jamais la théorie littéraire; on ne saurait lui être plus désagréable qu'en lui demandant quelles sont ses doctrines poétiques..., car il n'en a pas; il élude soigneusement les questions qu'on lui pose dans ce sens, ou répond à côté. Ses amis l'ont baptisé « décadent » : en réalité, il ne comprend rien à leurs théories, qui l'effraient. Il parle plus volontiers de choses concrètes, de ses œuvres, de celles de ses amis, de ses affaires personnelles, des faits du jour, ou de politique. La conversation politique est très en honneur auprès de lui; il expose avec passion ses opinions sur le régime : il déteste *Badinguet* [1], mais le général Boulanger a toutes ses sympathies. Il se montre clérical et chauvin.

Il nous faut détruire la légende, profondément accréditée dans l'esprit des admirateurs du poète, d'un Verlaine traduisant son inspiration sur le papier à lettres crasseux du café, au milieu du brouhaha des conversa-

1. Napoléon III.

tions et des bruits de soucoupe : « Jamais, nous pouvons l'affirmer, Verlaine ne fit un vers au café. Il se contentait d'y corriger des épreuves ou d'y griffonner une lettre pressante [1]. » Nous pouvons facilement nous ranger à cette opinion, car la production poétique de ses dernières années, si l'on en excepte les œuvres faites à l'hôpital, devient très restreinte. La liberté alcoolisée n'est pas favorable au génie de Verlaine.

Que boit-il? De la bière, du rhum à l'eau, de l'amer Picon, mais surtout de l'absinthe. Il arrive à absorber des quantités prodigieuses de sa liqueur favorite. Ses contemporains nous le montrent, attablé devant une pile de soucoupes, et les stations semblables sont fréquentes dans la journée. Voici, emprunté à Donos, un échantillon d'une facture de son hôtelier [2], qui va du 23 décembre 1893 au 9 février 1894. Nous n'en transcrivons que deux jours :

1893. Décembre 23 :

2 verres.	0,40
dîner	2,60
6 verres.	1,20
payé son cocher	2.
4 verres.	0,80
2 demi-setiers	0,40
4 verres.	0,80
argent prêté.	5.
2 verres.	0,40

Décembre 24 :

Déjeuner et consommations	2,95
4 tournées 6 verres	1,80

1. CAZALS et LE ROUGE.
2. Chiffreau, 219, rue Saint-Jacques.

5 tournées 5 verres . . . . 5.
1 canette 0,60
3 verres 0,60
5 verres . . . . 1.
dîner 3 personnes 6,60

etc., etc.

Soit, pour chaque jour, de vingt à vingt-cinq verres — nous les avons comptés — pris chez son restaurateur; cela ne préjuge en rien du nombre des consommations absorbées par le poëte au cours de ses pérégrinations dans les cafés, depuis le matin jusqu'à une heure avancée de la nuit....

Faisons le total des dépenses pour ces deux jours : 13 fr. 60 pour le 23 décembre, 21 fr. 55 pour le 24, *pour sa pension, seulement!*

En nous reportant aux prix pratiqués à cette époque, nous arrivons à comprendre que les recettes importantes du prodigue écrivain soient rapidement absorbées par ses dépenses, et que la misère l'étreigne inéluctablement.

Verlaine est très éclectique dans ses relations de café; il cause et boit avec n'importe qui. Quelquefois il s'emporte, au cours d'une discussion, pour s'en repentir presque aussitôt. Un soir, il se bat dans un cabaret de la rue Soufflot avec une femme qui l'accompagne; les glaces sont brisées, des coups de couteau sont échangés; l'altercation se termine au poste de police. Signalons qu'il boit souvent à crédit; il paie ses dettes, en bloc, lorsqu'il reçoit de l'argent.

Sa tenue en ville. — Contraint d'abord par d'impérieuses nécessités budgétaires à ménager sa garde-robe, le poëte prend ensuite plaisir à attirer l'attention du populaire par sa mise systématiquement négligée, qui tend vaguement à rappeler les excentricités des premiers temps du romantisme : « Verlaine le sait et l'avoue volontiers. Il n'ignore pas qu'une mise décente lui ferait perdre une bonne part de sa personnalité, et il soigne donc son attitude [1]. » Son costume gris-de-souris est souvent veuf de boutons. Les reprises y sont faites avec un fil dont la couleur tranche sur celle de l'étoffe... Les boutonnières sont effilochées [2]. Lorsqu'il fait froid, un long carrick usé complète sa physionomie de bohême. Il soigne la façon dont il pose son chapeau mou sur sa tête, et il s'en vante :

Tantôt tout rond, naïf, celui d'un enfant de l'Auvergne et de la Savoie, tantôt en cône fendu, à la tyrolienne, ou penché, crâne, sur l'oreille ; une autre fois, facétieusement terrible, on croirait voir la coiffure de quelque banditto [3].

Il l'a surnommé le chapeau d'Infortunatus. Sur sa chemise de flanelle, il porte un foulard, tantôt lie de vin, tantôt jaune, » nuance de vitrail XIIIe siècle », noué à la diable. Signalons encore que sa barbe rare et sale reste le plus souvent inculte.

Verlaine à l'hôpital. — « Soyez assurés, bons hôpitaux, qu'en dépit de toute monotonie nécessaire, de tout régime forcément sévère et de tous inconvénients inhérents, en définitive, à toute situation humaine, je vous

1. Doumic, Revue des Deux Mondes, 1911.
2. C'est Verlaine lui-même qui donne ces détails, avec bonne humeur, dans *Mes Hôpitaux*.
3. *Mes hôpitaux*.

garde un souvenir unique parmi tant d'autres remembrances, infiniment plus maussades, que la vie extérieure m'a fait subir [1]. » Telle est l'appréciation du « Pauvre Lélian » sur les hôpitaux où il séjourne. Ils constituent pour lui l'asile qui permet d'attendre des jours meilleurs : il y repose ses membres endoloris; nourri, logé, blanchi, il y travaille en toute tranquillité, sans souci de ces contingences matérielles qui viennent l'assaillir dès qu'il a quitté son refuge : éditeur, créanciers et quelquefois maîtresses se trouvent désarmés.

Comment entre-t-il à l'hôpital? Au début, son rhumatisme chronique en évolution lui sert de prétexte. Plus tard, il lui suffit de se présenter dans les services du Dr T... et du Prof. C..., qui le protègent pour être agréé. Sa qualité de poète lui vaut de petites faveurs : souvent, on le place dans une des chambres réservées aux malades payants, on l'autorise à posséder une lampe qu'il peut garder allumée à toute heure de la nuit; de temps à autre, il obtient une permission de quelques heures qui lui permet de vaquer à ses affaires; en réalité, il en profite pour boire de l'absinthe, et rentre généralement gris, toujours avec plusieurs heures de retard; enfin, il peut recevoir ses amis tous les jours.

Ses admirateurs, en redingote et chapeau haut de forme, constituent un petit cénacle autour de lui, chaque après-midi. Ils lui apportent du chocolat, du tabac, des gâteaux. Certains poussent la complaisance jusqu'à lui fournir des flacons de rhum ou d'absinthe, qu'il enfouit rapidement dans sa table de nuit, en attendant le moment propice à la dégustation.

1. *Mes hôpitaux.*

C'est surtout à l'hôpital qu'il travaille, souvent tard dans la nuit, car il dort peu. Il se complaît dans la lecture des romans d'aventures d'Alexandre Dumas, mais dédaigne les romans à thèse de Paul Bourget.

Il se montre gai et généreux, partage ses provisions avec ses voisins; il entame volontiers une longue conversation avec les pauvres gens qui l'entourent, et s'émerveille de leur bon sens et de leur sereine philosophie. Quelquefois, il trouve devant lui un mécréant raisonneur, et il essaie de le convertir. Mais ses sermons sont vite entrecoupés de jurons et de mots d'argot qui en restreignent singulièrement la portée.

Verlaine et ses maîtresses. — En dehors des amours fugitives qu'il entretient au hasard des rencontres, le poète possède, successivement ou en même temps, plusieurs maîtresses attitrées. La plupart ont derrière elles un passé rempli d'aventures; elles sont grossières, illettrées, et souvent fort laides. Verlaine le reconnaît, mais il est prisonnier de ses sens, et, s'il songe un moment à quitter une amie infidèle, il se garde bien de mettre sa menace à exécution.

Esther est une fille en carte dont le souteneur, fier d'être ainsi glorieusement apparenté, protége le poète amusé, concurremment avec la police de M. Lépine. Son règne est éphémère. Une Allemande, Caroline Teisen, âgée de trente ans, ne dure guère plus.

Une véritable lutte s'engage entre Philomène Boudin et Eugénie Krantz, pour la conquête du cœur de Verlaine. Nous avons suffisamment dépeint Eugénie Krantz. Fort rapace, elle oblige son amant à travailler pour gagner un argent dont elle le dépouille. Elle est querelleuse, le maltraite et le trompe. Verlaine le sait, mais ne s'en soucie guère.

Philomène, femme mariée, est douce et économe, mais elle n'a aucun empire sur lui.

De novembre 1892 au début de 1895, le poète oscille entre ses deux maîtresses. Il abandonne Eugénie lorsqu'elle se révèle par trop acariâtre ou lorsqu'elle le trahit, puis lui revient lorsque Philomène, prise par les exigences conjugales, ne peut le rejoindre. Il assiste en arbitre impassible aux rencontres mouvementées des deux femmes. Avant son départ pour une tournée de conférences, en Angleterre, il mène de front ses deux amours. De l'étranger, il envoie vingt-deux lettres à Eugénie, qu'il appelle quelquefois, par erreur, Philomène. En même temps, il écrit à Philomène et termine en lui disant : « Sois mon Eugénie toujours chère. » Une de ces lettres [1], adressée à Eugénie le 4 décembre 1893, est caractéristique de la singulière mentalité de son auteur [2]. Analysons-la : Tout d'abord, jaloux, il accuse sa concubine de le tromper; mais surtout il regrette les trois mille francs qu'elle lui a fait dépenser. Puis il lui propose de rester en bons termes, quoique ne voulant plus vivre avec elle, à cause de sa prodigalité et de sa générosité envers certains « dos-verts ». A nouveau, il lui reproche d'avoir un amant et de ne l'aimer que pour son argent. Et pourtant, il avoue, plus loin : « Néanmoins, je t'aime trop — on peut aimer sans

---

1. Publiée par Donos.
2. Se reporter pour l'appréciation à l'Etude de l'instinct sexuel chez Verlaine.

confiance — pour renoncer, moi, à toi. » Il conclut en
la suppliant de lui dire la vérité et lui propose le mariage,
au cas où elle n'aurait pas d'amant... autre que lui!

Le lendemain, 5 décembre 1893, c'est à Philomène
qu'il écrit; il a pris la résolution de quitter Eugénie et
de se consacrer tout à elle! Finalement, Eugénie reprend
pied dans la maison.

Signalons qu'un jour, alors qu'il se trouve avec deux
femmes dans son lit, il va ouvrir la porte, le plus naturellement du monde, à un ami qui vient le voir.

III

DIPSOMANIE DE VERLAINE

Et la chère liqueur
A l'instant même vous mettra la joie en tête
Et l'indulgence au cœur.
(RAOUL PONCHON.)

HÉRÉDITÉ DU DIPSOMANE.

Le grand-père paternel de Verlaine buvait : Saint-Pol Roux fait de sa jeunesse « une constante hésitation entre la chapelle et le cabaret ».

Bien rares sont les renseignements donnés par les familiers du poète et de la famille Verlaine sur les habitudes des parents. Il semble qu'aucun des biographes n'ait entrevu l'intérêt de semblables recherches et que tous aient concentré leur puissance d'observation uniquement sur le fils génial. En tout cas, aucun auteur ne signale des manifestations d'intempérance chez les parents immédiats de Verlaine. Faut-il tirer de cette absence de documents la conclusion d'une sobriété parfaite de leur part? Loin de là. Le père, officier sorti

du rang, ayant fait comme volontaire les campagnes
de 1814 et 1815, a fort bien pu contracter dans sa carrière
des habitudes quasi professionnelles de grand buveur.
Expliquons-nous. Son alcoolisation, si alcoolisation il
y eut, a pu se faire progressivement, insidieusement,
ainsi que nous la voyons se créer tous les jours, autour
de nous, par l'absorption de doses croissantes de liqueurs
fortes, sans jamais aboutir à l'ivresse. Et comme cet
épisode aigu qui est l'ivresse, constitue pour la plupart
des non-initiés l'unique manifestation de l'alcoolisme,
on a pu conclure, à tort, de son absence à l'absence
d'éthylisme chez le père de Verlaine.

En résumé, nous n'apportons aucune preuve d'une
hérédité alcoolique directe chez le poète. Mais nous ne
pouvons non plus affirmer qu'elle n'existait pas.

Buvait-on chez l'oncle de Fampoux? Rappelons
que c'est en ce village du Nord que Verlaine fit ses
premiers excès. Très soucieux du moindre détail, dans
ces *Confessions* où il étale crûment sa vie et ses misères,
il nous raconte ainsi ses premières beuveries.

« D'abord, j'ai bu beaucoup quand j'allais chez mon oncle
à Fampoux, près d'Arras.... Et, non sans lutiner les filles de
là-bas, ni sans les bousculer dans les granges et vers les meules,
je me soûlais carrément.

Plus loin, il parle de « quelques parties de pêche et de
chasse et de nombreux dîners dans de nombreux villages
où nous avions des parents ». Plus loin encore, il résume
en quelques mots une orgie solitaire, à Arras :

Le jour dont je parle, j'allai dans à peu près tous les cafés
d'Arras, qui sont nombreux, puis hantai quelques-uns, huit

ou dix ou plus, des estaminets de ladite ex-capitale de l'Artois,
qui sont innombrables. Résultat : une « cuite » qui vint s'achever
dans une maison de femmes....

Lepelletier, ami d'enfance, complète nos informations :

Et puis, après les courses dans la campagne, avec quelle
satisfaction il s'attablait au cabaret !... Dans le cabaret du
village, il passait de longues heures, vêtu en paysan, attablé,
les jambes étendues, dans l'attitude d'un personnage d'Adrien
Brauwer, fumant et sirotant, avec abandon et satisfaction,
des rations âcres de café mélangé d'eau-de-vie, ce qu'on nomme
« la Bistouille ».

Il est donc certain que la plupart des agapes se passè-
rent en dehors du domicile de l'oncle. Mais il n'apparaît
pas du tout que celui-ci se soit jamais occupé de l'incon-
duite de son neveu, rentrant souvent ivre à la maison.
Verlaine n'aurait pas manqué de nous signaler une
opposition à ses occupations favorites, comme il nous
signale les reproches de sa mère, de sa femme, de ses
amis; en aucun endroit de ses œuvres, il n'en fait
mention. Au contraire, l'ambiance, chez l'oncle, paraît
avoir été très favorable au développement de la passion
naissante, chez le jeune homme; c'est à Fampoux qu'il
apprit à boire; c'est là qu'il revint, chaque année,
profiter de la liberté complète accordée par son parent
pour s'enivrer à son aise.

Signalons, en passant, que sa cousine Élisa, cousine
germaine par sa mère, était morphinomane, et mourut
à la suite d'une ingestion exagérée du toxique.

ÉTUDE DE LA DIPSOMANIE CHEZ VERLAINE.

Quand Verlaine commença-t-il à boire? : « Or, la première fois que j'ai bu, je pouvais en effet avoir dans les dix-sept, dix-huit ans [1]. » La dipsomanie apparut donc chez lui à « cette époque si difficile de la puberté, qui semble être une pierre de touche pour toute la vie d'un homme [2] », comme se manifestent chez les enfants, au même moment, toutes les tendances instinctives, jusqu'aux instincts de brutalité, de finesse, de madrerie. L'histoire de Rimbaud est, d'ailleurs, un exemple frappant de la justesse de cette loi. Verlaine, nous l'avons vu, buvait dans les cabarets, et non chez l'oncle. Y fut-il entraîné par des amis, par l'oncle lui-même ou par d'autres parents. Nous l'ignorons. Dès le début, il absorba des quantités considérables des alcools du pays :

« D'abord, j'ai bu beaucoup quand j'allais chez mon oncle, à Fampoux, de l'breune, et de chel'blinque et du g'nief »[3]; et il qualifie ces alcools de « choses dures, même pour un estomac de vingt ans, et déjà préjudiciables à une tête déjà en l'air [3]. »

Un peu plus tard, la douleur que lui occasionna la mort de sa cousine détermina une recrudescence de sa « fureur de boire » : « Les deux jours qui suivirent, je ne mangeai pas, je bus.... Je ne me soutins qu'à force de boire de la bière et encore de la bière [3]. » Nous voyons là l'influence très nette d'un facteur psychique,

1. *Confessions.*
2. GASTON BARBIER, *Étude sur Gérard de Nerval* (Th. Lyon).
3. *Confessions.*

le chagrin, sur la création des phénomènes impulsifs, chez le dipsomane.

Depuis ce moment, jusqu'à sa première rencontre avec sa future femme, il ne cessa de consommer de l'absinthe :

> Rentré à Paris, où la bière est mauvaise, ce fut sur l'absinthe que je me rejetai, l'absinthe du soir et de la nuit.... Où je passais les nuits? J'allais... m'engloutir ès cabarets de nuit où l'absinthe coulait à flots de Styx et de Cocyte [1].

De temps à autre, il poussait la consommation du poison jusqu'à l'ivresse, ainsi qu'en témoignent à plusieurs reprises ses *Confessions* [2].

L'orgie à Arras, dont nous avons donné le récit plus haut, nous permet d'affirmer que déjà le poète buvait spontanément, particulièrement au moment des crises les plus violentes, et qu'il n'avait nul besoin d'une pression extérieure, d'un entraînement de la part de camarades. Elle nous prouve également que Verlaine qui « se soûlait carrément, sous le vain prétexte que ça faisait pisser [2] », était poussé à boire par une force irrésistible, jusqu'à ce que l'ivresse s'ensuivît, et bien qu'il sût que cet état dégradant dût être la conséquence de ses libations prolongées.

Cette période de début de l'état pathologique dipsomaniaque est évidemment la plus intéressante à étudier, car nous y retrouvons dans toute leur pureté les principaux caractères de l'affection du poète. Recherchons-les dans le récit que nous fait Verlaine lui-même d'une de

---

1. *Confessions.*
2. *Confessions*, 2ᵉ partie (chap. III).

ses crises. Il était à Fampoux, dans l'état de malaise annonciateur du besoin, en quelque sorte fatal :

Et voilà que pourtant une lassitude, comme qui dirait aussi une plénitude, commençait à me prendre, à m'envahir; c'était un véritable « état d'âme » maladif, maladieux, dirais-je de préférence, quelque chose comme des dispositions, vagues encore, mais bien symptomatiques, à l'indigestion morale... [1].

A ce moment, brusquement, le besoin du toxique s'éveilla en lui : « J'en étais là psychologiquement, lorsqu'un beau matin la fantaisie me prit d'aller en ville. » Ce fut alors le long pèlerinage de cabaret en cabaret, qui l'amena jusqu'à l'ivresse. Plus tard, il exprima parfaitement ce besoin presque uniquement psychique d'introduire dans son organisme d'énormes quantités du poison, sans même y goûter, sans y chercher la jouissance du buveur banal :

Ah! si je bois, c'est pour me saouler, non pour boire [2].

Nous verrons plus loin quels étaient les phénomènes d'hyperesthésie et d'excitation qui accompagnaient semblable crise. Celle-ci terminée, survint une terrible période de dépression : c'était un individu différent qui se présentait aux yeux de l'observateur; le buveur frénétique avait fait place à un sage ennemi des excès :

Le lendemain, je me réveillai avec un mal de tête et des nausées morales et autres, qui me parurent un châtiment, mais un châtiment de quoi? De quoi! Eh, bons dieux, de quoi donc en effet, sinon du jeûne rompu, de ce salutaire ennui sottement plus encore peut-être que coupablement jeté à tous les vents de la ribote et de la vadrouille! Et le tout, pour en

1. *Confessions*, 2e partie (chap. IV).
2. *Jadis et Naguère*.

arriver à quoi? Même plus à l'entraînement d'autrefois, même plus à l'envie de recommencer que tout ivrogne ou tout coureur a dans le fond, mais bien la pituite démoralisée, mais bien le dégoût sans retour *ad vomitum* [1]...

Nous voyons apparaître ici, signalée par le malade lui-même, une des différences qui le séparent du buveur banal, et que nous retrouverons à toutes les périodes de sa vie : « L'envie de recommencer » n'existe pas; elle ne se fera sentir qu'au moment de la crise suivante sous forme d'impulsion irrésistible; ce qui subsiste, c'est, au contraire, un dégoût profond de soi-même. Le poëte raisonne alors avec beaucoup de sang-froid sur sa manie; il exprime à de nombreuses reprises sa profonde horreur de l'alcool (il faut lire les excellents conseils qu'il donne à son fils dans le *Voyage en France par un Français*, chapitre v) et surtout de l' « atroce sorcière verte » dont il envisage clairement tous les méfaits, le regret d'être poussé vers sa perdition par un instinct plus fort que son libre arbitre, son désir d'échapper à cette impulsion, de guérir : « Il savait qu'il ne devait pas boire. Même, parfois, il le démontrait éloquemment à ceux de son entourage; et pourtant, il buvait [2]. » Toute sa vie, quelles que soient la fréquence et l'intensité, d'ailleurs croissantes, de ses états impulsifs dipsomaniaques, il exhale, après chaque crise, les mêmes regrets : on croirait entendre un zélé partisan du régime sec. Dans ses *Confessions*, écrites à l'hôpital, il nous entretient des « absurdités (et pis), dues à cet abus de cette horrible chose, la boisson,

1. *Confessions*.
2. Cazals et Le Rouge, *Paul Verlaine au café*.

et dans la boisson, cet abus lui-même, source de folie
et de crime, d'idiotie et de honte, que les gouverne-
ments devraient sinon supprimer (et au fond, pourquoi pas?), du moins terriblement taxer et imposer :
l'absinthe! » C'est d'elle qu'il dit : « Quel imbécile l'a
donc magnifiée en fée, en Muse verte [1] » A vingt-
cinq ans, il écrit déjà :

Arrière

L'oubli qu'on cherche en des breuvages exécrés ! [2]

Il reconnaît être « un de Rais mâtiné de plusieurs
Edgard Poë qui auraient compliqué leur rhum et leur
cas d'absinthe et de Picon [3] ». Comme le conteur
américain, une impulsion irrésistible l'oblige à satisfaire sa manie, sa « fureur de lever le coude au cabaret »,
bien qu'il n'ignore pas les effets désastreux des « breuvages exécrés ».

Examinons, en nous appuyant toujours sur l'étude
de sa vie, quelles furent les modifications apportées à
son tempérament alcoolique par l'habitude, l'accoutumance, et par l'âge. Son amour soudain pour sa future
femme, véritable coup de foudre chez un impulsif,
sembla déterminer, sinon une disparition, tout au
moins une atténuation de sa manie : « Je ne buvais
plus, du moins à me soûler [4]. » La guerre de 1870
permit au jeune marié, en raison de la séparation
forcée, des promiscuités du bataillon, de l'abondance

<hr>

1. *Confessions.*
2. *Bonne Chanson*, IV.
3. *Mes Prisons.*
4. *Confessions.*

des liquides alcooliques, de reprendre ses anciennes habitudes. Il rentrait souvent ivre au foyer conjugal [1].

Mais c'est pendant son premier séjour en Angleterre que l'on put voir chez lui le phénomène de la dipsomanie s'exagérer par l'emploi répété des toxiques, en particulier par celui de l'absinthe; comme on voit, chez certains morphinomanes ou cocaïnomanes tarés, l'usage déterminer une véritable impulsion. Au moment de ses fiançailles, Verlaine pouvait lutter un peu contre sa manie, résister plus ou moins à la tentation de boire. En Angleterre, c'était impossible. Lepelletier nous le montre sous l'emprise à peu près constante de l'alcool, passant la plus grande partie de son temps dans les bars :

Ce fut en Angleterre, dans le pays du whisky écrasant et du gin abrutisseur, qu'il s'accoutuma aux ivresses lourdes, aux absorptions debout et précipitées du bar, aux vivaces exaltations suivies de torpeurs prolongées. L'éloignement de tout ce qu'il aimait, le foyer conjugal perdu, la terre natale presque interdite, la vie errante en perspective, avec les stations quasi obligatoires aux débits de boissons, la compagnie de Rimbaud, précoce et solide buveur, lui firent puiser dans les liquides capiteux l'oubli, avec le plaisir de l'intellectuelle surexcitation. L'alcool le plongea dans un état, pour ainsi dire, inconscient et second, où, sa personnalité se dédoublant, il vivait mentalement une autre vie.

Il était envahi, en quelque sorte, par des crises dipsomaniaques subintrantes. Son caractère, à ce moment, s'était profondément modifié: c'est ce qui contribua à la rupture avec Rimbaud. Sa nervosité,

---

1. D'après VERLAINE lui-même, dans *Confessions*, et d'après LEPELLETIER.

reconnaît Lepelletier, était constante. Il était devenu,
dit l'éditeur Lemerre [1], « nerveux, atrabilaire, quinteux ». Les querelles avec Rimbaud étaient extrêmement fréquentes. Celui-ci, dans sa déposition auprès du
juge d'instruction, affirma que la vie commune lui était
devenue intolérable, en raison du caractère emporté et
agressif de son ami. Lepelletier nous fait le récit d'une
rixe dont le poète fut le principal artisan ; d'ailleurs, un
grand nombre d'auteurs signalent l'irascibilité et l'exaltation effrayantes de Verlaine pendant ses crises. Sans
doute est-ce au cours d'une de celles-ci qu'il décida
d'abandonner Rimbaud : « C'est une résolution vigou-
reuse, probablement prise dans un accès de surexcitation alcoolique, qui contrastait avec sa faiblesse
coutumière [2]. » Il nous faut signaler également, comme
appartenant au même ordre de phénomènes d'excitation et de dépression, les variations contradictoires,
presque journalières, des sentiments du poète vis-à-
vis de sa femme : « Il détestait et adorait sa femme,
selon les moments [2]. » Nous nous expliquerions mal
l'état psychologique de ce sensitif, tantôt « torturé par
la séparation [2] », espérant un improbable pardon de
sa femme délaissée, lui faisant à plusieurs reprises
demander une entrevue, sans jamais douter du succès,
au moment même où elle lui intentait un procès en séparation, tantôt nostalgique, désabusé, maudissant à la fois
sa femme, Rimbaud, ses contemporains, dans ces lettres
adressées à Lepelletier, d'une lecture très profitable pour
l'étude de son caractère, si nous ne pouvions attribuer

1. Cité par Lepelletier.
2. Lepelletier.

à chacune de ces manifestations opposées leur signification pathologique. Rappelons qu'à plusieurs reprises, dans ses périodes dépressives, Verlaine pensa au suicide :

> Plus d'une fois, à jeun, il songea au suicide…. Alors il écartait l'image de la mort désirable, en approchant de sa bouche altérée le verre qui ranime. La dépression antérieure disparaissait…. L'alcool lui faisait trouver, selon la parole de Baudelaire, l'univers moins hideux et les instants moins lourds.

Seule, son absence de volonté l'empêcha de mettre ses projets à exécution.

Pendant sa réclusion, il observa une sobriété forcée, qui dura trois ans encore après sa sortie de prison. Puis, en l'espace de quelques mois, au collège ecclésiastique de Rethel, lieu pourtant peu favorable au développement de sa passion, il refit connaissance avec ses liqueurs préférées, et s'accoutuma à reprendre les énormes doses auxquelles il s'était habitué avant sa condamnation. Comment se fait-il qu'un tel dipsomane ait pu rester trois ans sans éprouver le besoin de boire? En prison, il y avait eu une impossibilité matérielle à l'alcoolisation; l'accoutumance, que nous avons vu déterminer une véritable impulsion, avait disparu, grâce à cette cure de désintoxication involontaire; et le poëte avait reconquis une sorte de virginité vis-à-vis de l'alcool. Étant donné la vie très calme qu'il menait au collège de Rethel, l'absence d'entraînement de la part de ses collègues, et la perte de l'accoutumance, le nouveau professeur se trouvait dans d'excellentes conditions pour résister au besoin pathologique de boire. Mais il faut compter avec son tempérament spécial, ce fonds morbide du dipsomane dont la moindre cause occasionnelle devait remettre en valeur la puissance. Comment revint-il à l'alcool?

La nourriture était bonne, et les professeurs avaient droit à un litre de bon vin gris des Ardennes, pour quatre, et à un petit verre de kirsch, après le repas... Verlaine s'habitua à prendre deux verres de kirsch, puis trois, et enfin recommença, les jours de sortie, à siroter l'absinthe. Une fois ou deux, il rentra au collège un peu gris.... Durant plusieurs mois, on n'eut plus de reproches à lui adresser. Un beau soir, il revint tout à fait ivre, et envoya promener le supérieur et l'économe.... Il était d'une nature trop entière pour consentir à des excuses envers qui que ce fût. On le remercia [1].

C'est donc progressivement que se rétablirent les habitudes d'intempérance chez Verlaine. Dès lors, jusqu'à sa mort, il ne cessa plus de boire, avec des périodes d'exacerbation qui le conduisirent à une ivresse prolongée, et des périodes de rémission... bien involontaire, constituées par ses séjours à l'hôpital. Fort heureusement pour lui, ces trêves furent nombreuses et de longue durée; elles lui permirent de se désintoxiquer partiellement, et nous ne doutons pas un instant de leur efficacité à prolonger sa résistance vis-à-vis du poison.

La facture de son hôtelier [2], M. Chiffleman, citée plus haut, nous montre bien qu'à nouveau les phénomènes impulsifs étaient devenus, en quelque sorte, subintrants; tous les jours, Verlaine absorbait des quantités progressivement croissantes d'alcools variés. La crise impulsive s'étendait, semble-t-il, sur toute une

1. CAZALS et LE ROUGE, d'après E. Delahaye, qui succéda à Verlaine au collège de Rethel.
2. Publiée par DUNOS.

journée. Le matin, le poëte se levait en proie à un ennui intense :

L'âme seulette a mal au cœur d'un ennui dense

Il sentait que quelque chose lui manquait : l'alcool :

" Quand il se réveillait par un triste matin d'hiver dans la désolation banale d'une chambre d'hôtel garni, une profonde tristesse s'emparait de lui. Pour fuir la solitude corrosive, l'odieux ennui, Verlaine... gagnait l'endroit où il savait rencontrer bonne et vivante compagnie. Cet endroit était et ne pouvait être que le café, étincelant de lumière et de gaîté, rempli d'amis et d'admirateurs. Souvent il s'y montrait sobre (?), mais pour peu qu'il fût sous le coup d'un chagrin, il buvait alors immodérément [1].

En réalité, ce n'était pas seulement la joyeuse compagnie que Verlaine recherchait au café; c'était avant tout la satisfaction de son besoin de boire. La preuve, c'est qu'il fréquentait, avant d'arriver aux cafés dits « littéraires », la plupart des « mastroquets » rencontrés sur sa route, et qu'il y buvait seul [2]. L'absorption des liquides alcooliques continuait toute la journée, et même jusqu'à une heure avancée de la nuit.

Une anecdote montre bien le caractère irrésistible de l'impulsion, chez lui : Un matin, son ami Lepelletier l'avait convié à passer quelques jours, à la campagne, et l'avait emmené à la gare Saint-Lazare, dans le but d'y prendre le train avec son invité. Malheureusement, il dut s'absenter pour faire quelques courses, le laissant seul, après lui avoir donné un rendez-vous. Lorsqu'il revint, le poëte était attablé dans un

1. CAZALS et LE ROUGE.
2. Se reporter à l'histoire de sa vie, *Verlaine au café*.

des cafés avoisinant la gare Saint-Lazare, devant une « purée » sérieuse, couleur de jade, succédant à d'autres purées non moins verdâtres ». Malgré les objurgations de son ami, lui rappelant ses promesses, il refusa de quitter son absinthe, et déclara qu'il préférait renoncer à son voyage. Nous devons donc reconnaître qu'il lui était impossible de résister, de s'arrêter, lorsqu'il avait commencé à boire.

Nous avons suffisamment indiqué dans l'étude de sa vie ce qu'il consommait : peu de vin, quelquefois de la bière, de préférence des liqueurs fortement alcoolisées, et parmi elles, surtout de l'absinthe. Le plus redoutable des stupéfiants, celui qui agit le plus rapidement et le plus intensément sur le système nerveux, fut toujours sa boisson favorite. Ne l'était-il pas, justement, à cause de ces qualités mêmes, les plus aptes à assouvir le besoin frénétique, chez Verlaine?

Signalons, ainsi que Cazals et Le Rouge nous y invitent, qu'il manifestait une répugnance invincible pour les autres poisons du système nerveux, haschich, opium, morphine, éther, dont certains de ses amis faisaient un large emploi.

Conclusion. — Toutes les particularités que nous relevons dans les habitudes alcooliques de Verlaine :

1° Apparition au moment de la puberté, comme toutes les tendances instinctives ;

2° État de besoin primitif, se manifestant d'emblée, sans nécessité d'une accoutumance préalable au poison ;

3° Crises impulsives caractérisées par :

a) Un besoin intermittent et fatal du toxique, désapprouvé par la conscience;

b) Des phénomènes d'hyperesthésie et d'excitation;

c) Une période de dépression;

4° Exagération de l'état impulsif par l'usage répété des toxiques, en particulier de l'absinthe;

5° Phénomènes impulsifs d'abord peu fréquents, devenant par la suite, en quelque sorte, subintrants;

nous permettent d'affirmer que nous nous trouvons chez le poëte en présence d'un dipsomane paroxystique.

IV

VERLAINE PHYSIQUE

Le poète était né extrêmement robuste et vigoureux.
A quatre ans, il avait, nous dit-il, « les yeux bleus, avec
une bouche à la lèvre supérieure en avant et l'air fon-
cièrement naïf et bon [1] ». A vingt ans, il était très
maigre, avec une face osseuse et un visage d'une grande
pâleur. Adulte, il était d'une forte stature, avec « un
front très haut, très large, qui dominait comme un dôme
tout le visage assis carrément sur de puissantes mâchoires ;
un menton bref, presque fuyant ; un nez court et
large, aventureux ; des yeux vifs et petits [2] ». Ce qui
était surtout remarquable chez lui, c'était « l'intensité
de l'expression, qu'elle fût de violence, de douceur,
d'espoir, de renoncement [2] ».

Il était blond, avec une barbe rare et sale. Sa calvitie
fut extrêmement précoce, et s'étendit rapidement à
la plus grande partie de son cuir chevelu.

1. *Confessions.*
2. Ch. Morice, *Paul Verlaine.*

Dans sa jeunesse, il était d'une laideur remarquable, qui s'atténua avec l'âge, ou plutôt parut s'atténuer, grâce à la majesté que confère la vieillesse.

Le docteur Max Nordau qui, dans un de ses livres [1] étudie les symbolistes et Verlaine, en tant que dégénérés, nous trace un tableau très fouillé des diverses particularités somatiques du poète, qu'il considère comme des stigmates physiques de dégénérescence [2] :

M. Jules Huret décrit ainsi son extérieur : « Sa tête de mauvais ange vieilli, à la barbe inculte et clairsemée, au nez brusque (?) ses sourcils touffus et hérissés comme les barbes d'épi, couvrant un regard vert et profond, son crâne énorme et oblong entièrement dénudé, tourmenté de bosses énigmatiques, disent, en cette physionomie, l'apparente et bizarre contradiction d'un ascétisme têtu et d'appétits cyclopéens. » Comme cela apparaît dans ces expressions,... l'irrégularité du crâne de Verlaine, ce que M. Huret nomme les « bosses énigmatiques », a sauté aux yeux même de l'observateur absolument étranger à la science. Si l'on examine le portrait du poète par Eugène Carrière... et particulièrement celui exposé en 1892 par M. Aman-Jean au Salon du Champ-de-Mars, on remarque au premier coup d'œil la forte asymétrie du crâne que Lombroso a signalée chez les dégénérés, et la physionomie mongoloïde caractérisée par les pommettes saillantes, les yeux bridés et la barbe rare, que le même savant regarde comme un stigmate de dégénérescence.

Cette appréciation ayant été publiée du vivant de Verlaine, un autre médecin, M. Charles Tenib, répondit avec vivacité à M. Nordau :

Le portrait est faux dans l'interprétation des traits et dans leur relative valeur. Le principal est effacé. Une sensibilité

1. *Dégénérescence.*
2. Nous nous contentons de reproduire sa description, qui paraît d'ailleurs un peu fantaisiste, sans prendre à notre compte les déductions qu'il tire de ses observations.

d'une finesse extrême, voilà tout Verlaine. L'asymétrie crânienne, la face mongoloïde et la barbe rare sont la marque d'un développement nerveux qui se fait peut-être toujours aux dépens des autres systèmes; rien d'autre dans l'état actuel de la science ne peut être conclu.

Certains anthropologistes auraient même prétendu [1], en s'appuyant sur le moulage, que le crâne du poète était parfaitement symétrique!

Signalons qu'il était, de son propre aveu, ambidextre [2].

La plupart des auteurs qui s'occupèrent de Verlaine, et même ses amis, lui attribuèrent une grande ressemblance, soit avec Socrate, soit plutôt avec Bismarck. Il est certain que le poète offrait à un degré élevé cette dissemblance avec le père et la mère, et le type national, qui, pour Lombroso [3], constitue un caractère important de dégénérescence. Il n'est pas inutile de rappeler ici les relations étroites que cet auteur établit entre le Génie et la dégénérescence, celle-ci « n'indiquant pas toujours une dégradation véritable, mais compensant bien souvent un développement considérable, un progrès accompli dans d'autres directions » [3].

Le possesseur de cette physionomie si singulière avait en outre une mimique extrêmement puissante, qui ajoutait encore à son originalité. Un visiteur étranger [4] décrit ainsi l'impression inoubliable que lui laissa une entrevue avec Verlaine, au café François-Ier :

L'étrange mobilité de cette physionomie! Cinq minutes ne s'étaient pas écoulées qu'une variété étonnante de senti-

1. CAZALS et LE ROUGE, *Les derniers jours de Verlaine*.
2. *Confessions*.
3. *L'homme de génie*.
4. BYVANCK.

ments étaient déjà venus y marquer leur empreinte, tout en lui laissant son ton dominant de tristesse vague.... Tantôt le front du poète se renflait, les narines palpitaient et le malin satyre apparaissait, avec des yeux tirés au coin, qui appellent la jouissance. Tantôt ses sourcils se fronçaient, le regard indiquait la colère, la main frappait la table, la voix avait des éclats de tonnerre, pour se changer en un rire franc qui se modérait tout à coup et passait, par une transition subtile, au sourire timide d'un enfant qui craint la punition.

Et, plus loin :

Puis c'était un tantinet d'affectation qui perçait dans ses manières, ou une teinte légère de blague qui se figeait dans l'expression d'ennui d'un homme qui ne se soucie plus de rien au monde. Et cette dureté des traits se fondait dans le brouillard d'une mine distraite qui regarde l'espace sans rien voir.

Notons en passant que le poète fut doué toute sa vie d'un excellent appétit, et favorisé par un estomac particulièrement résistant. Pourtant, il ne fut pas attiré spécialement par la bonne chère et ne fut qu'un mangeur relativement modéré. En somme, il ne fut pas un gourmet : il ne recherchait pas dans ses aliments la qualité. A l'hôpital ou dans la « gargote », les mets les plus simples lui suffirent toujours.

Il en fut de même pour les boissons; Verlaine assaisonnait volontiers ses repas de Bordeaux ou de vin gris des Ardennes, et les terminait par un verre de café; nous avons vu, dans le chapitre consacré à l'étude de sa dipsomanie, que les boissons les plus variées, de saveur et de qualité très différentes, depuis le modeste « tord-boyau », l'absinthe frelatée ou le vin grossier consommés chez le « mastroquet du coin » jusqu'aux

liqueurs de marque dégustées dans les cafés littéraires,
firent ses délices, sans distinction.

Le tabac fut une de ses passions les plus sérieuses;
mais la pipe seule le tentait; il y recourait presque toujours pendant son travail.

V

SES MALADIES

Verlaine possédait, à sa naissance, une excellente
constitution. Vers l'âge de sept ans, il contracta une
« fièvre muqueuse » qui guérit sans laisser de traces.
Puis il jouit d'une bonne santé jusqu'en 1885, c'est-à-
dire jusqu'à quarante et un ans. Il semble que c'est à
son retour à Paris, presque ruiné, qu'il ressentit les
premières atteintes du rhumatisme chronique, attribué
à l'arthritisme, qui devait le torturer jusqu'à la fin de
ses jours. Presque au même moment, il dut entrer à
l'hôpital Tenon pour une « sorte de paralysie des deux
jambes, qui le cloua au lit [1] ». Le traitement consista
en immobilisation dans une gouttière, et en révulsion
avec des pointes de feu, « le tout assaisonné d'un régime
hygiénique [1] ».

Un peu plus tard, dans une lettre écrite de l'hôpital
Broussais à un de ses amis intimes, « Pauvre Lélian »

1. Ch. Donos, *Verlaine intime.*

s'attribuait « rhumatismes, souffles cardiaques, commencement de diabète et fin de syphilis ».

Son rhumatisme chronique le conduisit bientôt à une ankylose incomplète du genou gauche, qui fut si souvent l'unique prétexte du poète, pour entrer à l'hôpital. C'est alors qu'on put voir déambuler le Verlaine décrit par Anatole France, « boitant d'une jambe, le chapeau en arrière sur son crâne bossué, la barbe inculte et traînant un vieux sac de tapisserie…. Il allait, jetant dans chaque voiture un regard brusque, qui devenait peu à peu mauvais et méfiant. »

D'après ses familiers [1], « Verlaine était encore atteint d'une hypertrophie du cœur et d'une cirrhose du foie »; à la fin de sa vie, il fut en proie à la gastralgie.

Il souffrit pendant de nombreuses années, surtout à son déclin, d'insomnies plus ou moins complètes durant lesquelles son cerveau continuait à travailler. Son sommeil léger, pénible et agité, entrecoupé de réveils fréquents, lui procurait, de son aveu, quantité de rêves dont les plus sensés, mieux vaudrait dire les moins étranges, furent consignés dans *Mémoires d'un veuf* et dans diverses poésies. Ces rêves furent souvent pénibles, quelquefois effrayants. Par exemple, le poète se figurait être séparé de sa mère par une force mystérieuse, et une angoisse croissante l'envahissait jusqu'au réveil, ou bien il imaginait une fugue nocturne avec les fantômes — ivres, d'ailleurs — de Villon et d'Alfred de Musset; il eut très fréquemment des visions de paysages bizarres dont bon nombre servirent à ses descriptions. Remar-

1. Cazals et Le Rouge.

quons en passant que cette abondance de rêves à détermination purement visuelle est en corrélation avec les puissantes facultés de perception visuelle du poète, à l'état de veille. — Le lendemain, il se retrouvait plus fatigué qu'avant de se mettre au lit.

Que faut-il penser de ces troubles? Ils paraissent en rapport avec l'intoxication alcoolique, qui les reproduit fréquemment.

Il nous faut signaler la céphalalgie persistante qu'accusa Verlaine à certaines périodes de son existence, dans les premiers mois de son emprisonnement à Mons, et aussi à la fin de sa vie. Sans doute pourrait-elle reconnaître la même cause.

En 1894, le poète séjournait à Bichat, souffrant d'une plaie profonde au pied gauche. Nous le trouvons en décembre 1895 « atteint de bronchite chronique avec une dyspepsie qui finit par lui interdire l'ingestion de tout aliment solide [1] », et qu'un médecin aurait rattachée au développement d'un cancer gastrique. Ses facultés mentales déclinaient rapidement. Une gaieté folle alternait chez lui avec des visions lugubres. Il mourut, dans la nuit du 7 au 8 janvier 1896, d'une pneumonie. Un médecin qui le vit à son lit de mort aurait prétendu qu'il avait plusieurs affections susceptibles de le conduire au tombeau. Il est certain que la pneumonie qui l'emporta ne fut qu'une maladie intercurrente; la cirrhose le minait depuis plusieurs années; au moment de sa mort, il se trouvait gêné par une ascite abondante.

En analysant les rares renseignements donnés par les

1. Cazals.

biographes, il semble bien que Verlaine ait dû « cette sorte de paralysie des deux jambes », dont il fut atteint en 1885, à une polynévrite alcoolique. Ne pourrait-on attribuer la même origine à cette plaie profonde du pied gauche, de 1894? Les auteurs négligent, à l'encontre de leurs habitudes, de la faire remonter à un traumatisme initial quelconque. Elle paraît donc avoir été spontanée, ce qui est en faveur de l'origine nerveuse.

Nous reviendrons, dans un autre chapitre, sur les troubles de la sensibilité générale et spéciale (hyperesthésie à la chaleur, en particulier), que présentait le poète.

VI

VERLAINE PSYCHIQUE

« On est fier quand on se compare. »
(Mot de J.-J. Rousseau, souvent
emprunté par Verlaine.)

Sensations.

Le poète présente surtout une grande hyperesthésie
sensorielle. On peut retrouver celle-ci chez certains
alcooliques, quoiqu'ils aient plutôt pour apanage des
dysesthésies; mais elle existe aussi chez les dégénérés.
Chez Verlaine, cette hyperesthésie, étant antérieure au
développement de son intoxication, ne saurait relever
de ce facteur étiologique.

Sensations visuelles. — La sensation visuelle est très
développée chez Verlaine; il le reconnaît lui-même :
« Les yeux surtout chez moi furent précoces : je fixais
tout, rien ne m'échappait des aspects, j'étais sans cesse
en chasse de formes, de couleurs, d'ombres[1]. » Il lui

1. *Confessions.*

doit une vocation indéniable pour le dessin et la peinture, qui se manifeste par de nombreux croquis originaux, dont nous apprécierons la valeur dans un chapitre spécial, en nous appuyant sur l'opinion autorisée de M. Félix Régamey. Très souvent, le poëte, désireux de compléter sa pensée lorsque l'expression est défaillante, ce qui arrive fréquemment à la fin de sa carrière, s'amuse à illustrer ses lettres et ses manuscrits; et cette pratique devient chez lui une habitude invétérée.

Son œuvre entière témoigne de la puissance de son observation visuelle. Ses poésies, lorsqu'elles ne traduisent pas un état d'âme, ou lorsqu'elles ne sont pas le fruit de son imagination créatrice, orientée d'ailleurs dans le sens descriptif, sont des peintures achevées de paysages ou de scènes quelconques[1]. La description est fouillée; aucun détail de forme ou de nuance n'y manque.

Sensations auditives. — La sensation auditive est, comme la sensation visuelle, toute-puissante chez le poëte. Il est mélomane averti, apprécie la bonne musique, fréquente dans sa jeunesse les concerts de musique classique; il est un des premiers admirateurs de Wagner. Son œuvre révèle le « sens le plus certain et le plus pur d'une musicalité verbale prodigieusement raffinée[2]». Le rythme du vers et la tonalité du mot lui importent autant que le sens de la phrase :

1. Par exemple : les Paysages belges des *Romances sans paroles*; Bournemouth, *Amour*; Vêpres rustiques, *Liturgies intimes*; Complies en ville, *id*, etc.
2. Camille Mauclair.

> De la musique avant toute chose,
> Et pour cela, préfère l'Impair
> Plus vague et plus soluble dans l'air
> Sans rien en lui qui pèse ou qui pose.
>
> . . . .
>
> De la musique encore et toujours![1]

Sensibilité à la chaleur. — Verlaine n'aime ni la chaleur ni l'excès de lumière. Il insiste à plusieurs reprises sur le désagrément qu'ils lui procurent :

L'extraordinaire printemps qui nous cuit plus qu'il ne nous échauffe et nous exaspère plutôt qu'il ne nous vivifie, a le don, pour moi qui reviens des pays du Nord, d'exacerber encore le sentiment de tristesse que m'inspire l'exagération de la chaleur et de la lumière[2].

Une autre fois, il écrit : « Moi, du Nord, j'admire, j'aime peu le soleil; il me cause des nausées, il m'étourdit, m'aveugle, et je lui préfère absolument « l'hiver lucide[3] ».

Les deux passages cités ont été écrits en 1893, par conséquent dans les dernières années de sa vie; mais le poète ne nous fait pas savoir à quelle époque remontent les troubles dont il se plaint. Cette hyperesthésie à la chaleur est signalée par Lentz chez les alcooliques; il eût été intéressant, dans le cas qui nous occupe, de pouvoir la rapporter avec certitude à la même origine.

Hallucinations. — Verlaine ne paraît pas avoir présenté d'hallucinations dans le cours de sa vie. Il ne faut pas mettre sur le compte de celles-ci les phénomènes

---

1. *Art poétique.*
2. *Figaro*, 7 avril 1893.
3. *Figaro*, 26 juillet 1893 et *Mes Prisons.*

témoignant de son émotivité morbide, tels que le « cauchemar Docre », ou les manifestations d'hypersensibilité accompagnant sa conversion. Signalons cependant les visions lugubres qui l'assaillent dans les dernières heures de son agonie.

Inclinations personnelles.

INSTINCT DE CONSERVATION.

Verlaine n'eut pas souvent l'occasion de manifester son instinct de conservation. Son engagement dans la Garde nationale de marche, au cours de la guerre de 1870, prouve qu'il ne plaçait pas sa vie au-dessus de son devoir patriotique. Nous avons vu Lepelletier affirmer qu'au cours des états dépressifs post-alcooliques, il songea à maintes reprises au suicide. Il est évident que sa volonté était trop défaillante pour lui permettre de passer à l'exécution. L'effet de l'alcool est ici manifeste. Verlaine, comme Gérard de Nerval qui, lui aussi, pensa plusieurs fois au suicide, mais eut le courage de pousser ses projets jusqu'au bout, fut la victime de sa sensibilité exagérée. Comme chez les races primitives, dont le psychisme est dominé par un monde de sentiments et d'émotions violents et répétés, sa puissance de souffrir était aussi forte que son pouvoir d'aimer, d'admirer, de jouir. Il n'est donc pas étonnant que le sentiment de tristesse dominant chez lui, à la suite de ses libations, ait revêtu une acuité suffisante pour devenir intolérable et l'inviter à se réfugier dans le néant.

Instinct sexuel.

L'ardent Verlaine nous raconte[1] que l'éveil de ses sens s'opéra entre douze et treize ans. Il se complaisait dans la lecture d'ouvrages érotiques : *Les œuvres secrètes* de Piron, *Gamiani*, etc., et se livrait, nous dit-il, aux pratiques de l'onanisme. Vers quinze ans, il associa de jeunes camarades à ses « enfantillages ». Deux ans plus tard, il fit connaissance avec la Femme, représentée par une fille publique; sa première expérience l'ayant satisfait, il répéta de plus en plus fréquemment ses visites dans les maisons closes, surtout après avoir bu : « Je connaissais la Femme et je vous assure que j'honorais fort cette sainte-là. » Pendant ses vacances, en Artois, il conquit les faveurs des servantes, dans les auberges où il s'enivrait. Déjà se manifestait chez lui une certaine perversion d'un instinct sexuel exagérément développé; bien qu'il perçût la bassesse de ses faciles amours, il ne pouvait s'en détacher : « Ce m'eût été, pensais-je, ou plutôt éprouvais-je, un gros crève-cœur que de rompre avec ce délice... »; bien plus, ses inclinations le portaient de préférence vers les professionnelles dégradées plutôt que vers d'innocentes jeunes filles ou de prudes bourgeoises :

Les femmes de la catégorie à laquelle pouvaient juste prétendre et ma foncière timidité et mon très modeste porte-monnaie m'enivraient, croiriez-vous cela? Je les avais dans le sang, ma peau cherchait la leur.... Je m'imagine qu'une

1. *Confessions.*

reine, qu'une impératrice, ou tout bonnement une femme mariée, une femme honnête, suivant le mot courant, se serait offerte à moi, je l'eusse priée de me laisser tranquille [1]....

À vingt-trois ans, il fournit de nouvelles preuves de sa perversion sexuelle en composant des sonnets pornographiques : *Les Amies* [2], où il célébrait avec chaleur les plaisirs du tribadisme.

Deux ans plus tard, il s'éprit, à la première rencontre, d'une jeune fille d'une quinzaine d'années, avec laquelle il avait à peine échangé quelques mots : « En tomber amoureux, avec mon tempérament impatient, eut lieu sans retard aucun.... » La solitude de la campagne, jointe à la continence, lui permirent de subir une véritable « incubation amoureuse » [3]. Le poète qui, jusqu'alors, n'avait jamais aimé, dans le sens purement psychique du mot, se prit à songer à la jeune fille entrevue quelques jours auparavant, et dont il ne connaissait presque rien; elle symbolisa à ses yeux « la Femme désirable plutôt pour le cœur et l'esprit qu'aux sens trop peu difficiles, la Jeune Fille dans la gloire de sa mystérieuse candeur [4] ». Il lui prêta artificiellement, par le libre jeu de son imagination, toutes les qualités que l'homme exige de son idéal féminin. Ce fut, chez lui, la première manifestation d'amour sentimental. Elle resta unique dans sa vie.

Brusquement, sans réflexion, sans consulter sa propre mère, il demanda la main de cette jeune fille, pendant

1. *Confessions.*
2. *Parallèlement.*
3. LEPELLETIER.
4. *Confessions.*

la période de dépression qui succéda à une débauche.
Pendant les fiançailles, son ardeur érotique reparut;
il eut, nous avoue-t-il, toutes les peines du monde à
rester correct vis-à-vis de sa fiancée; le mariage se trouvant retardé par une maladie de celle-ci, il éprouva une
violente déconvenue sensuelle : « C'était bien la peine
de tant s'abstenir, de tant jeûner! » A la fin de sa longue
attente, il envoya à la jeune fille ingénue des *Bonnes
Chansons* d'une tournure extrêmement vive [1], et, comme
la guerre de 1870 risquait de renvoyer le mariage aux
Calendes grecques, il lui fit promettre de lui accorder
une nuit de noces dans le cas où l'union n'aurait pu
être célébrée officiellement [2].

Au bout de quelques mois, la jeune femme de seize ans
fut lasse des exigences conjugales répétées et trop
passionnées de son mari [3]. Celui-ci, à l'époque troublée
de la Commune, chercha à la tromper avec sa bonne [4].
Rimbaud survint alors, et sa présence fut cause d'une
brouille entre les époux, qui firent lit à part. Dans un
autre chapitre, nous nous sommes suffisamment étendu
sur la nature des relations entre les deux amis, pour ne
plus avoir à y insister longuement. Nous avons dépeint
ces deux Génies, libres d'allures, totalement insoucieux
de leur réputation, prenant plaisir à scandaliser amis et
ennemis par une conversation d'un tour très libre, por-
tant sur les sujets les plus scabreux. L'un se trouvait
dominé par un désir charnel impérieux et incessant;

1. Cf. *Vœu final, L'écolière, A propos d'un mot naïf d'elle*, dans
Œuvres posthumes et Confessions.
2. *Confessions*.
3. LEPELLETIER.
4. *Confessions*, et d'après LEPELLETIER.

l'autre, vierge, encore en pleine période troublée de
puberté, devait à son caractère indépendant une hostilité systématique à toutes les idées de moralité qu'on
lui inculquait, et une véritable attraction vers tous les
actes l'écartant de la règle commune; il était soutenu,
d'ailleurs, par une volonté de fer, qui lui permit d'établir
son emprise sur l'âme faible de son ami. En raison du
caractère particulier des deux poètes, il n'est pas douteux
que ce fut Verlaine qui incita son jeune ami à la débauche;
il trouva en celui-ci un terrain particulièrement favorable à ses entreprises.

Pendant son incarcération, l'érotisme, traduit lyri-
quement, alterna chez Verlaine avec la ferveur religieuse.
Nous ignorons tout de sa vie sexuelle depuis sa sortie
de prison jusqu'à sa première rentrée à Paris. Nous
ne nous en autorisons pas pour conclure qu'il restait
chaste.... Depuis son retour à Paris jusqu'à sa mort,
il ne cessa de fréquenter un nombre considérable de
femmes, de condition très modeste, souvent des professionnelles de l'amour. Nous avons raconté en même
temps que sa vie, l'histoire mouvementée de ces rapides
et faciles conquêtes.

Ce qui est caractéristique chez Verlaine, c'est l'absence
presque complète d'amour sentimental. Dans sa flamme
subite pour cette jeune fille dont il ne connaissait rien,
ni les sentiments, ni le caractère; dans son attraction
persistante vers sa femme, adorée et regrettée malgré
les querelles et les outrages réciproques, nous devons
voir surtout le besoin de satisfaire ses désirs charnels.
C'est ce qui ressort de la lecture de ses *Confessions*, où
il montra à chaque instant combien il appréciait en sa

fiancée la future amante et en sa femme la maîtresse
plutôt que la compagne partageant ses pensées, ses
goûts, ses émotions. En résumé, il ne vit dans l'amour
que « l'échange de deux désirs et le contact de deux
épidermes ».

Sa vie entière fut dominée par la nécessité impérieuse
de donner libre cours à son instinct sexuel. Très timide,
et conscient de son extraordinaire laideur[1], il ne put
s'adresser qu'aux prostituées, dont il apprécia d'ailleurs
les « savantes et perverses caresses[2] ». Notons que c'est
généralement au cours d'excès alcooliques qu'il s'abandonna à la débauche génésique.

Non seulement il songea constamment à la luxure,
mais il prit un réel plaisir à étaler ses pensées érotiques
au grand jour. Dans ses *Confessions*, il exposa crûment
les diverses manifestations de sa vie génitale, sans oublier
aucun fait de nature à nous renseigner sur son tempérament. Mais ce n'est nullement dans un esprit de repentir,
comme chez Huysmans, que tous ces détails sont donnés ;
ils ne paraissent plus destinés à fournir au lecteur
quelques souvenirs de jeunesse du poète ; en maint
passage, on sent que Verlaine se fait gloire de ses vices ;
c'est avec un ton joyeux et satisfait qu'il raconte ses
aventures les plus scabreuses.

Ses livres recèlent une foule de poèmes où il a chanté
sans retenue l'amour, jusque dans ses détails les plus
intimes, et aussi les perversions du sens génital :

Les *Chansons pour Elle* et surtout le recueil intitulé
Parallèlement sont des chefs-d'œuvre d'impureté provocante,

1. D'après Lepelletier.
2. *Confessions.*

agressive. Les doigts de ce cynique parcourent tout le clavier des pensées mauvaises et des songes fous.... Ce n'est pas la grivoiserie bonhomme de La Fontaine ou le jeu polisson de Voltaire. C'est quelque chose de farouche, de forcené, un sombre éréthisme coupé par des hoquets d'ivrogne[1].

Voilà qui caractérise bien l'érotisme et la perversion sexuelle du poëte.

En même temps qu'il s'abandonnait aux incitations les plus désordonnées de ses sens, le poëte restait profondément religieux, et cette dualité de deux instincts, (car chez lui la ferveur catholique était aussi instinctive que la soif de plaisirs vénériens), n'est pas le caractère qui étonne le moins ceux qui l'étudient. A la prison de Mons, peu après sa conversion, il composait des poésies légères, dans l'intervalle de ses prières; puis il entreprit de célébrer « parallèlement », dans un unique ouvrage, ses pensées égrillardes et ses actes de contrition, trouvant très naturel de pécher et de se repentir tour à tour :

Je crois, et je pèche par pensée comme par action; je crois, et je me repens par pensée en attendant mieux. Ou bien encore, je crois, et je suis bon chrétien en ce moment; je crois, et je suis mauvais chrétien l'instant d'après. Le souvenir, l'espoir, l'invocation d'un péché me délectent avec ou sans remords, quelquefois sous la forme même et muni de toutes les conséquences du péché[2]....

Comment expliquer cette alternance de sentiments contradictoires, « ce régulier passage subit du rut bestial à la dévotion extatique?[3] » : « Simplement

1. Gaston Deschamps.
2. *Les Poètes maudits* (Pauvre Lélian).
3. Max Nordau.

parce qu'il est un *circulaire* », prétend M. Nordau[1] qui, sous cette appellation, réunit des dégénérés « chez lesquels les états d'excitation et de dépression se suivent régulièrement ». Nous avons fait remarquer que l'alcool produisait chez Verlaine cette même périodicité des états excitatifs et dépressifs; qu'aux premiers correspondait une surexcitation de l'instinct sexuel; que les seconds étaient en rapport avec ses élans mystiques.

Il fut aussi un perverti sexuel, comme le prouve son aventure avec Rimbaud. On ne saurait parler ici d'inversion sexuelle. Il avait l'instinct génital orienté normalement. Toute sa vie, il fut un grand amoureux de la femme; même au cours de ses relations avec Rimbaud, il ne cessa de désirer la sienne. Son aventure ne paraît donc avoir été qu'un accident dans sa vie.

Il ne craignit point de chanter les plaisirs du tribadisme[2] et la perversion sexuelle sous toutes ses formes[3]; il émit sur la sodomie des opinions[4] qui constituaient, non pas l'excuse d'une faute abominable pour le chrétien qu'il était, mais l'explication raisonnée d'un fait lui paraissant tout au plus une « erreur » intellectuelle regrettable, qu'on ne saurait reprocher à ses auteurs.

Quelle part revient à l'alcool dans la genèse de ce tempérament génital? Nous avons vu que la plupart des excès sexuels de Verlaine furent précédés d'excès alcooliques; ceux-ci auraient donc eu une influence favori-

1. A qui nous laissons toute la responsabilité de cette opinion sur laquelle nous ne voulons pas discuter.
2. *Les Amies.*
3. *Chansons pour Elle, Odes en son honneur, Histoires comme ça, Jadis et Naguère.*
4. Préface de *Sodome*, d'Henri d'Argis, citée plus haut.

sante sur l'apparition des manifestations érotiques; à l'instinct sexuel impérieux se combina une excitation génitale psychique, évidemment d'origine alcoolique, qui contribua à lui faire commettre ses actes luxurieux.

AMOUR-PROPRE.

A mesure qu'il vieillissait et qu'il s'intoxiquait, amour-propre et souci des convenances disparaissaient chez le poète. A la fin de sa vie, il ne possédait plus ce respect de soi-même qui constitue l'appel le plus efficace à l'estime de son prochain et la plus sûre preuve de respect envers les autres. En proie à d'incessants besoins d'argent, causés par ses dispendieuses habitudes plutôt que par l'insuffisance de ses recettes, il accepta et même provoqua une aumône non déguisée. Parlant d'une circulaire envoyée par ses amis, qui tendait à lui fournir des secours pécuniaires par une voie détournée, il dit : « Si elle peut me procurer ce à quoi elle tend, voilà de la braise que j'accepterai sans scrupule aucun. » Il reçut de nombreux dons de ses admirateurs, et même, sous l'instigation d'Eugénie Krantz, s'abaissa à implorer la générosité de Mécènes parisiens. Il circulait dans les bureaux de rédaction pour y placer sa copie, ou seulement une promesse de copie, et s'emportait lorsqu'on refusait de lui avancer de l'argent. Un certain nombre de Directeurs récalcitrants se virent ensuite pris à partie dans les *Invectives*.

A de nombreuses reprises, il emprunta à son éditeur, sous des prétextes fallacieux et divers; l'argent était généralement remboursable sur le produit des œuvres futures; Vanier savait fort bien qu'il ne rentrerait jamais dans ses fonds, et Verlaine était non moins persuadé qu'il ne rendrait un sou durant sa vie. Plusieurs fois, après avoir essuyé un refus catégorique, le poète s'empara de ses propres œuvres, chez l'éditeur, et alla les vendre à un bouquiniste des quais, installé juste en face de la librairie.

Il n'eut aucun souci du « qu'en dira-t-on ». Il ne craignit pas de fréquenter des individus d'une moralité douteuse et d'un intellect rudimentaire : des paysans fêtards, paresseux et querelleurs, à la campagne; à Paris, des piliers de café que tout, mentalité, goûts, croyances, devait éloigner de lui : « Le vrai Verlaine, celui que nous avons connu, buvait pour ainsi dire avec le premier venu[1]. » Il hantait les établissements les plus divers, cafés, restaurants, boîtes de nuit, sans jamais faire aucune distinction entre eux, et emmenait le plus naturellement du monde ses amis les plus huppés, en redingote et chapeau haut de forme, dans un monde où leur présence faisait sensation.

Non seulement il recrutait ses maîtresses parmi les habituées des lieux de plaisir du Quartier, mais il se souciait fort peu de cacher, ou tout au moins de voiler le caractère avilissant de ces bonnes fortunes. Cazals et Le Rouge nous disent : « Verlaine le reconnaissait lui-même avec une douloureuse mélancolie, les maîtresses qu'il eut durant les dernières années de sa vie étaient indignes de lui. » Le poète l'avoue en ces termes :

1. Cazals et Le Rouge.

> Je n'ai pas de chance en femme,
> Et depuis mon âge d'homme
> Je ne suis tombé guère, en somme,
> Que sur des criardes infâmes [1].

Les paroles prêtées à Verlaine sont sans doute exactes. Pourtant, il ne les conciliait guère avec ses actes: il exhibait sans aucun scrupule les compagnes que le hasard des rencontres lui avait octroyées; l'histoire de sa vie nous le montre déambulant, se querellant, se battant, s'enivrant avec elles dans la rue, dans les cafés. Chez lui, amis et visiteurs ne pouvaient ignorer aucun des détails de son intimité; c'est lui qui leur montrait, qui leur confiait ce qu'ils n'auraient pu surprendre. Il brava l'opinion publique, qui s'en émut, par l'étalage de sa vie privée; non content d'en laisser entrevoir les dessous, il les exposa crûment dans ses œuvres [2].

Sa mise débraillée et excentrique était, nous l'avons vu, le fruit d'un effort systématique vers l'originalité, aux dépens de la correction. Peu lui importait que son accoutrement lui valut l'ironie et la critique de ses contemporains. Il dédaignait les jugements de ses semblables, et ne souhaitait que d'attirer leur attention. Après avoir, dans *Mes Hôpitaux* [3], décrit avec une satisfaction très apparente l'irrégularité recherchée de son costume, il conclut, en se jugeant parfaitement : « Car le poète est un dandy. »

A un seul moment, nous lui trouvons une velléité d'amour-propre; c'est pendant son séjour à la prison

---

1. *Chansons pour Elle*.
2. *Confessions, Chansons pour Elle, Odes en son honneur*, etc.
3. Passage cité plus haut.

de Mons : « Un peu de honte et beaucoup de calme lui
montait du cœur aux lèvres »

Inclinations sympathiques.

PATRIOTISME.

L'alcool, qui agit habituellement dans le sens de
l'extinction sentimentale, semble avoir respecté les sentiments affectifs chez le poëte. Toute sa vie, il resta
ardent patriote, même chauvin. En 1870, au lieu de
profiter de la dispense que lui valait son emploi à l'Hôtel
de Ville, il s'engagea dans la Garde nationale de marche.
En 1873, il opta pour la nationalité française, à Londres.
Plus tard, dans ses longues conversations politiques, au
café, il manifesta un chauvinisme en contradiction avec
les opinions internationalistes et antimilitaristes de beaucoup de ses interlocuteurs. Et pourtant, son absence de
volonté le prédisposait plus que tout autre à devenir
le reflet des idées d'autrui. En 1893, au retour d'une
tournée de conférences en Belgique, il composa, en passant à Sedan, des vers patriotiques.

Un de ses amis les plus intimes dit avec raison :

Malgré les désordres de son existence, les défaillances de sa
conduite, les bizarreries de son caractère, les vices qu'on lui
prête, ceux qu'il a eus, et en dépit surtout de ses amitiés,
de ses relations quotidiennes et qui auraient pu être destruc-
trices à cet égard, il garda toujours le respect du drapeau,
le culte de la Patrie, l'espoir, comme son *Ode à Metz* le prouve,
du relèvement guerrier, territorial et moral de la France[1].

1. LEPELLETIER.

Sentiments familiaux. Amitié.

J'ai la fureur d'aimer. Mon cœur si faible est fou.
N'importe quand, n'importe quel et n'importe où,
Qu'un éclair de beauté, de vertu, de vaillance
Luise, il s'y précipite, il y vole, il s'y lance...

(Verlaine, *Amour.*)

Contrairement à ce que nous pouvions compter trouver chez lui, en nous basant sur les observations cliniques d'alcoolisés, sa puissance affective ne fut pas diminuée par le toxique : « J'ai la fureur d'aimer », proclama-t-il!

Lentz a dit de l'alcoolique : « Ce qui domine (chez lui), c'est la passivité, l'extinction sentimentale. Le sentiment de famille s'affaiblit et disparaît. » Triboulet ajoute :

Le malade se désintéresse de tout ce qui ne concerne pas immédiatement son habitude morbide. Une véritable anesthésie des sentiments le fait assister indifférent à la ruine des siens, à la désorganisation de son foyer, aux deuils mêmes.

Chez Verlaine, nous ne voyons rien de semblable.
« Verlaine, dit Lepelletier, avait les sentiments affectueux les plus ardents à l'égard de la famille », et il qualifie sa tendresse d' « instinctive, animale, irraisonnée, impulsive ». La douleur du poète, à la mort de son père, fut immense; il est vrai qu'il n'avait alors que vingt et un ans. Mais, lorsque âgé de quarante-deux ans, il perdit sa mère, sa détresse ne fut pas moins grande. Pierre Valin nous apprend que « longtemps, il reçut seulement ceux qui pouvaient lui parler d'elle ». Ses

Confessions, écrites en 1886, témoignent de l'intensité de ses sentiments familiaux. Écoutons-le :

> Je rêve souvent, presque toujours d'elle : nous nous querellons ; je sens que j'ai tort, je vais le lui avouer, implorer la paix, tomber à ses genoux, plein de quelle peine de l'avoir contristée, de quelle affection désormais tout à elle et pour elle.... Elle a disparu ! et le reste de mon rêve se perd dans l'angoisse croissante d'une infinie recherche inutile. Au réveil, ô joie ! ma mère ne m'a pas quitté, tout ça n'est pas vrai, mais, coup toujours terrible, la mémoire me revient : ma mère est morte, ça c'est vrai !

Plus loin :

> Mais non, elle vit dans mon âme, et je lui jure ici que son fils vit avec elle, pleure dans son sein, souffre pour elle et n'est jamais un instant, fut-ce dans ses pires erreurs (plutôt faiblesses !), sans se sentir sous sa protection, reproches et encouragements, toujours !...

Il raconte en termes émouvants sa lamentable odyssée, lorsque, torturé par les rhumatismes et sachant sa mère mourante, il monta les escaliers de leur habitation, en rampant, afin de recueillir son dernier souffle.

Ce fils aimant eut, il est vrai, de fréquentes querelles avec sa mère, et même la menaça, ce qui lui valut un séjour d'un mois en prison. Mais ces violences ne faisaient que traduire l'excessive irritabilité produite chez lui par l'ingestion de doses inaccoutumées d'alcool ; nées de l'ivresse, elles ne furent que des accidents au cours de sa vie.

Nous avons suffisamment parlé de l'amour profond, tenace, qu'il avait voué à sa femme, amour à peine diminué par la rupture et persistant malgré la fuite des années. Voilé sous la mélancolie et sous l'amertume de l'abandon, on le retrouve presque à chaque ligne dans les *Mémoires d'un veuf*, et aussi dans *Mes Hôpitaux*. Albert Lantoine l'apprécie ainsi :

> Sa femme! Il avait conservé pour elle une sorte de culte. Même à ses pires heures d'ivresse, même en parlant de ses amies, il n'évoquait jamais le souvenir de sa femme qu'avec l'amour le plus respectueux.

Avec elle comme avec sa mère, il se montra extrêmement brutal. Leurs scènes devinrent presque quotidiennes. Laurent Tailhade raconte qu'un jour, Verlaine, ivre, avait saisi son fils et le maintenait hors de la fenêtre, en menaçant sa femme de lâcher prise, si elle ne se soumettait pas. Là encore, nous retrouvons dans cette perversion affective l'effet passager de l'alcool, l'influence de l'hyperesthésie subite produite par la crise dipsomaniaque. Mais ce n'était pas le tempérament habituel du poète.

Il éprouva une très sincère affection pour son fils, dont la garde fut confiée par les tribunaux à sa femme. Sa nonchalance, son inertie, lui interdirent jusqu'à sa mort de faire le moindre effort pour communiquer avec le jeune Georges. Mais il en parla toujours avec émotion. Donos raconte qu'en 1887, après seize ans de séparation, s'opéra en lui un brusque réveil de l'amour paternel; il ressentit « un âpre besoin de savoir où vivait son fils, comment il était élevé, un impérieux désir de le voir, de l'embrasser, de sonder son âme ». La mère, d'ailleurs, n'accorda pas l'entrevue demandée. Albert Lantoine nous apprend que Mallarmé avait projeté de favoriser une rencontre entre Verlaine et son fils, qui était élève dans sa classe; mais le professeur ne put mettre son projet à exécution, parce que la mère, défiante, envoyait chercher le jeune Georges au lycée, Lantoine ajoute :

> Ici se place une note douloureuse : pendant tout le temps où Verlaine attendit le mot de Mallarmé, lui devant fixer l'heure et le lieu du rendez-vous, il errait partout comme une âme en peine, fébrile et doux; et quand il sut l'écroulement de son rêve, il en trembla, disant : « Et voilà huit jours que je ne bois pas pour ce mioche-là! »

Sur son lit de mort, le poète demanda encore une fois à voir ce fils bien-aimé... et inconnu. Son vœu ne put être exaucé.

Amitié.

L'amitié tint aussi une grande place dans ses sentiments. L'examen des faits nous empêche d'admettre l'opinion de Tailhade qui trouve « Verlaine peu accessible à la tendresse, Verlaine qui, sous l'apparence bon enfant et le débraillé de ses mœurs, nourrissait le plus parfait égoïsme, une froideur à la manière de Gœthe pour tout ce qui ne touchait point directement ses intérêts ». Nous avons vu que, successivement, Rimbaud et Létinois (celui-ci jusqu'en 1883) lui fournirent l'occasion de se révéler un ami très dévoué. Sa douleur, à la mort de Létinois, fut très vive; elle s'épancha en termes lyriques dans *Amour* et *Bonheur*.

Il était aussi, affirment Cazals et Le Rouge « d'une extrême sociabilité; il avait, si l'on peut dire, la manie de l'affection ». A tous, il distribuait généreusement son argent et son crédit; à l'hôpital, il partageait entre ses voisins le chocolat, les friandises, le tabac qu'on lui apportait.

Conclusion. — De tous ces faits, nous ne pouvons conclure à l'anesthésie sentimentale chez le poète. Sa puissance affective resta intacte jusqu'à sa mort, en dépit de l'alcool.

Il offrit quelquefois les signes d'une véritable perversion affective; mais celle-ci résultait de l'irritabilité momentanée produite par l'ivresse.

Il est certain que sa tendresse ne se révéla pas toujours dans ses actes, et qu'il parut faire preuve, à des yeux peu avertis, d'une profonde indifférence pour tout ce qui n'était pas lui-même. Mais l'étude de son caractère nous montre qu'une véritable aboulie lui interdit d'extérioriser ses sentiments autrement que par des paroles.

Inclinations impersonnelles.

Le sens moral chez Verlaine.

Les multiples observations des auteurs nous apprennent que chez tout alcoolisé les facultés morales et affectives ressentent les premières les effets du toxique, bien avant que la sphère intellectuelle soit atteinte. Verlaine n'a pas fait exception à la règle commune; les idées de moralité allèrent chez lui en s'affaiblissant et en se pervertissant. Est-ce à dire qu'il faille le considérer comme un fou moral? Loin de là. Chez le fou

moral, on constate une inversion complète du sens
moral :

Il ne tient pas ses crimes pour quelque chose de mauvais;
il les commet avec la même tranquillité d'âme que met un
homme sain à accomplir des actions indifférentes ou vertueuses;
après leur perpétration, il est absolument satisfait de lui [1].

Chez l'alcoolisé, les phénomènes sont tout différents :
« Il se borne à ne pouvoir sentir lui-même l'immoralité de ses actes et de sa conduite [2]. » Il y a chez lui
une anesthésie du sens moral : c'est un véritable débile
moral, semblable aux débiles moraux que créent les
stupéfiants; mais il n'a pas encore l'absence de l'idée de
moralité; il possède toujours la notion du bien et du mal.
Il est évident qu'un semblable individu est livré sans
résistance possible à la violence de ses instincts. En
effet, il a perdu ce frein moral qui lui permettait de
se transformer pour s'accommoder dans la société, de
modifier ses réflexes psycho-moteurs ne répondant plus
aux nécessités de sa vie actuelle. Triboulet a dit de lui :

Ne sentant plus, ne comprenant plus, l'alcoolisé révèle son
caractère dans sa réalité absolue. Il laisse jouer, sans en être
nullement incommodé ni troublé, et par suite sans essayer
de les contrôler, les réflexes impulsifs qui constituent notre
psychisme fondamental. Tels alcoolisés deviennent expansifs....
tels autres deviennent concentrés, sombres, méfiants.

I. — Que faut-il penser du cas particulier de Verlaine?
Il n'était nullement dépourvu de sens moral. Il s'est,
nous le verrons, vanté bien des fois de ses péchés réels,

1. Nordau.
2. Lentz.

et même de péchés imaginaires, dans le but de créer autour de sa vie cette légende de damné qui lui plaisait tant : « Il est probable aussi qu'il tenait à son genre de vie et à la figure de réprouvé sublime qu'on acclamait en lui [1]. » Ce fait est déjà une preuve qu'il avait une notion exacte du bien et du mal, puisqu'il savait parfaitement distinguer les actes qui devaient lui attirer le blâme mitigé d'admiration qu'il souhaitait. Mais il a, en outre, en maintes pages et dans des conversations intimes, émis des opinions de la plus haute moralité, bien peu en rapport avec ses habitudes de vie.

Le paresseux et négligent poète, incapable, pour ces raisons, de gagner sa vie, prit un jour, à l'hôpital, d'excellentes résolutions : « Je tâcherai, dès sorti, à être un homme, un brave homme soucieux de gagner honorablement des sous.... J'entasserai prose sur vers.... Sage, je le deviendrai..., etc. [2] » Cazals et Le Rouge affirment, en parlant de sa vie bohème : « Cette existence un peu creuse, si mouvementée et si gaie qu'elle fut parfois, Verlaine pourtant ne la subissait qu'à contre-cœur et le courage lui a toujours manqué pour s'y arracher. Il l'a déclaré lui-même en maint endroit de ses livres. »

Dans ce violent pamphlet qu'est le *Voyage en France par un Français*, écrit en 1880, au plus fort de son intoxication [3], on le vit déplorer la licence des mœurs de son époque : « Plus de respect, plus de famille, le plaisir effronté, que dis-je, la débauche au pinacle, nul

---

1. Camille Mauclair.
2. Cité par Donos (1886).
3. Il avait recommencé à boire deux ans auparavant.

patriotisme, plus de conviction même mauvaise..., etc. »
Il donna, dans le chapitre « A mon fils », des conseils
de tempérance et de chasteté qui faisaient un violent
contraste avec ses propres habitudes [1] :

De la boisson, je n'en dirai un mot que pour te mettre en
défense contre les camaraderies de comptoir, contre les
« gouttes » hygiéniques du matin, digestives de midi, et apéri-
tives de cinq heures sous quelque nom qu'elles se présentent....
Et je te répéterai ici ce que je te disais touchant le respect
humain : plus le danger est vil et plus il y a à prendre de pré-
cautions.

Et, plus loin, parlant des « pièges de garnison » :

L'autre question, tu l'as en partie résolue toi-même il y a
un an.... Ici encore, quelle prudence, combien il te faut veiller
sur tes yeux! Le moindre relâchement laisserait tout passer
dans le sang, et, tu le sais, c'est, avec le meurtre et l'oppression
des pauvres, la chose la plus odieuse à Dieu, et, quand on y
réfléchit bien, un attentat, humainement et socialement parlant, atroce et cruel, que ce genre de désordre.

Il conseille, en conséquence, au jeune conscrit, de
« surmonter les tristes élans de la chair ». Est-ce bien
Verlaine qui parle?

II. — Pourtant, si on fait exception pour ces quelques
opinions, avancées par le poète à une époque (1880) où
elles formaient un violent contraste avec ses propres
actes, on ne trouve guère dans toute son œuvre et dans
l'histoire de sa vie de regrets vraiment sincères pour
les erreurs de son existence agitée. Nordau dit :

Il pèche par un instinct irrésistible: c'est un « impulsif »....
L'impulsif conserve la pleine conscience de l'abjection de son

---

1. Il est d'ailleurs possible que le pamphlet soit antérieur à 1880,
date donnée approximativement par Louis Loviot.

acte, lutte désespérément contre son instinct, jusqu'à ce qu'il ne puisse plus résister, et éprouve, après l'acte, le plus terrible désespoir et un grand repentir. Un « impulsif » seul parle de lui-même sur un ton plein de reproches, comme « du seul Pervers » où trouve les notes contrites des premiers sonnets de *Sagesse*.

En vérité, si l'on met de côté sa dipsomanie caractéristique, où l'on trouve bien comme signes essentiels d'impulsion, l'irrésistibilité de l'acte, la dépression terrible qui suit les crises, avec un repentir poussé jusqu'au désespoir, il est difficile de percevoir dans les autres accidents de la vie du « Pauvre Lélian » les mêmes caractères. Certes, comme nous le verrons plus loin, l'instinct eut une part énorme chez l'anesthésié moral qu'il devint, mais nous ne saurions admettre qu'il revêtit la forme d'impulsion. Verlaine ne nous a nullement fait mention de combats intérieurs, de « luttes désespérées », précédant et suivant ses excès, de quelque nature qu'ils fussent, sauf pour les excès alcooliques, dont nous nous sommes efforcés de montrer la nature impulsive. Il se laissait glisser tout naturellement vers l'acte répréhensible, dont il ne pouvait plus sentir l'immoralité. Il ne faut pas non plus s'illusionner sur l'importance des remords, du repentir, qu'il accusait. Après l'accomplissement du fait délictueux, comme avant, il restait incapable de se juger. Les regrets exprimés dans *Sagesse* sont extrêmement vagues, et semblent surtout, dans ce livre exclusivement catholique, concerner le dédain longtemps prononcé du poète pour les pratiques religieuses. En aucun endroit, il n'y est fait mention d'un fait précis de sa vie privée, dont le sou-

venir l'aurait obsédé particulièrement. La préface de
l'œuvre n'est guère plus explicite :

> L'auteur de ce livre n'a pas toujours pensé comme aujour-
> d'hui. Il a longtemps erré dans la corruption contemporaine,
> y prenant sa part de faute et d'ignorance. Des chagrins très
> mérités l'ont depuis averti, et Dieu lui a fait la grâce de com-
> prendre l'avertissement.... Le sentiment de sa faiblesse et le
> souvenir de ses chutes l'ont guidé dans l'élaboration de cet
> ouvrage... : on n'y trouvera rien, il l'espère, de contraire à
> cette charité que l'auteur, désormais chrétien, doit aux pécheurs
> dont il a jadis et presque naguère pratiqué les haïssables mœurs.

Nous sommes donc loin, en cette expression un peu
exagérée d'une vive ferveur religieuse, exhalée dans
la solitude d'une prison, du « plus terrible désespoir »
et du « grand repentir » qu'éprouve l'impulsif, après
l'acte.

III. — En revanche, nous le voyons, dans ses *Confessions*, dans *Mes Hôpitaux*, dans *Mes Prisons*, livres
écrits à la fin de sa vie, raconter ses multiples aventures, ses orgies, sa tentative d'assassinat sur Rimbaud,
son vagabondage, les nombreuses hospitalisations accor-
dées par aumône, sans que jamais il apparaisse dans
ces notes autobiographiques un regret manifeste pour
les erreurs passées. On a pu dire de lui : « Aucun pré-
jugé d'action ou de pensée n'altéra jamais la candeur
sereine de son âme spontanée [1]. » Au contraire, les
faits les plus répréhensibles, les plus pénibles à exposer,
furent mis par lui en pleine lumière, avec un ton détaché,
une légèreté d'esprit, une inconscience de la situation
qui étonnent le lecteur :

1. Fontainas.

Non content de nous initier, d'un bout à l'autre de cette
œuvre, à toutes les turpitudes de sa vie, il se plaît à en évoquer
l'image et à en prolonger le souvenir. Il s'installe paisiblement
dans son abjection. Il l'étale avec un cynisme tranquille et
gai. Il détaille le récit de ses fautes, non dans une pensée
d'expiation, mais pour le plaisir de nous en éclabousser. Il se
compare au reste des hommes, et ce qu'il trouve au bout de
cet examen, c'est la satisfaction de soi et la fierté [1].

Sans aller jusqu'au bout de la pensée du critique
littéraire, sans reconnaître chez le poète le « cynisme
tranquille et gai » que lui prête son détracteur, nous
ne pouvons manquer de remarquer cette insouciance
dans l'exposé de ses aventures les moins recommandables.

IV. — Il ne se borna pas à nous faire connaître ses
« péchés mignons » : il s'en fit gloire. Il proclama hautement : « Il n'existe pas de péché que je n'aie commis,
dit-il fièrement, et sa tête se releva. Tous les péchés
capitaux, je les ai commis en pensée et en action!
Un véritable damné [2]! » Et, plus loin : « C'est moi le
chanoine Docre... le cardinal du Diable! » Il faut évidemment faire la part, dans ces propos, de sa vantardise extraordinaire, qui le portait à se glorifier de tout
ce qui, qualités ou défauts, pouvait le rendre intéressant. N'a-t-il pas, en revanche, proclamé à la fin de
ses *Confessions* :

L'ensemble de mon œuvre en vers et en prose témoigne
assez, d'aucuns trouvent que c'est trop, de beaucoup de défauts,
de vices même et d'encore plus de malechance plus ou moins
dignement supportée. Mais, tout de même, sans trop de vanité

1. Docre.
2. Cité par Byvance.

on d'orgueil même, le mot de Rousseau peut servir de morale moyenne à ma vie : on est fier quand on se compare [1].

Il est clair que son examen de conscience lui procurait une véritable satisfaction morale, peu en rapport avec les fâcheuses aventures dont il venait de faire la confession.

V. — L'étude de sa vie et de ses inclinations nous a permis de constater combien il faisait peu de cas des sentiments de devoir envers soi-même, d'amour-propre, de dignité, du souci des convenances, et de sa propre réputation. Ne le vit-on pas, en 1892, simuler la folie pour entrer à l'hôpital? Cazals et Le Rouge nous racontent cette extraordinaire histoire :

On le vit brusquement abandonner ses cafés habituels, et se livrer en public à toutes sortes d'extravagances. Par exemple, il prononçait à haute voix des phrases incohérentes; il frappait bruyamment le pavé de sa canne, fronçant les sourcils et jetant sur ceux qui l'entouraient des regards farouches. Il lui arriva même de casser exprès des verres dans les cafés.

Voici en quels termes le poëte aurait exprimé ses intentions :

Une place de fou, prononça-t-il, ce n'est pas ce qu'un vain peuple pense.... Il n'est question, bien entendu, dans mon idée, ni de la douche, ni de la camisole de force!... Non, je veux être un fou paisible et bien noté, un fou raisonnable, enfin.... Je serai assez vite promu locataire d'un joli cabanon bien aéré, donnant sur les parterres si joliment entretenus par les déments officiels préposés au jardinage d'iceux.

Les auteurs concluent ainsi : « Cet original projet aurait pu réussir. Mais la patience et la dissimulation nécessaires firent défaut à Verlaine. »

1. *Confessions.*

En résumé, nous trouvons chez lui, s'accentuant au fur et à mesure qu'il vieillissait, le singulier mélange de pensées saines, d'actes répréhensibles, et d'une franchise, d'un laisser-aller dans l'exposé de ces actes qu'un esprit non averti ne peut manquer de prendre pour un cynisme déconcertant, d'autant plus que sa vanité le poussait à s'orner de cette auréole de damné que l'opinion publique lui avait octroyée. Quelle est la relation qui unit ces faits?

VI. — Verlaine n'était pas dépourvu de sens moral; mais l'intoxication produisit chez lui cette anesthésie morale que l'on retrouve comme un des premiers symptômes de l'alcoolisme chronique :

Dans la première période de l'alcoolisation, ce qui disparaît d'abord, c'est la fonction psychique qui se développe en dernier lieu chez l'enfant, c'est-à-dire la réserve, la dissimulation, le voile qui cache la véritable personnalité [1].

Il n'est pas étonnant que cet anesthésié ait livré au grand jour de la librairie des faits dont il ne pouvait plus soupçonner l'immoralité.

VII. — D'autre part, la suppression du frein moral permit à ses passions et à ses instincts de se développer librement. Fort heureusement, l'absence de volonté produite en même temps par l'alcool lui évita plus d'une fois de commettre les actes délictueux auxquels il songeait.

Analysons ceux qui lui furent reprochés, à tort ou à raison.

Il fut, à partir de vingt-sept ans [2] un vagabond.

1. Tarnovsky.
2. 1871.

Auparavant, il était déjà un employé médiocre, sujet à des absences répétées et peu motivées, passant une partie de ses heures de bureau au café, et l'autre partie à rimer ou à lire ses journaux. Mais, dès qu'il eut fait la connaissance de Rimbaud, tout travail suivi lui devint impossible. Il abandonna, sous un prétexte assez futile, ses fonctions à l'Hôtel de Ville, et se mit à errer sur les routes du Nord et de la Belgique, sans jamais manifester l'intention de chercher une occupation. En Angleterre, contraint par la nécessité de gagner sa vie, il dut se résigner à travailler, mais, poussé par un perpétuel besoin de changement, ne put jamais rester longtemps dans le même emploi. Il en fut de même après sa détention : on le vit quitter brusquement, sans raisons plausibles, toutes les occupations qu'il s'était choisies librement, délaissant des intérêts matériels extrêmement importants. Puis, rentré à Paris, presque ruiné, il résolut de se consacrer tout entier à la poésie, malgré les conseils de ses amis, qui lui représentaient les échecs successifs de ses premiers livres, et lui montraient combien la production littéraire est peu rémunératrice. Il est évident qu'il ne voulait et ne pouvait remplir aucune fonction régulière, nécessitant un effort de volonté pour attirer et maintenir son attention sur un sujet fixé. D'ailleurs, nous verrons, en étudiant sa manière de travailler, que pendant l'impulsion dipsomaniaque et pendant la période dépressive qui la suivait, il lui était impossible de travailler. A la fin de sa vie, il ne composait plus guère qu'à l'hôpital. Cette deuxième raison lui interdisait également toute besogne permanente.

Lorsqu'on étudie l'idée de propriété et le sentiment de l'honnêteté chez Verlaine, on trouve encore bien plus exagérée cette affirmation de Nordau, critiquée par Antheaume et Dromard que, par tous ses actes, le poète s'assimilait à un de ces « circulaires » impulsifs, qui sont, par définition, des dégénérés « ivrognes, obscènes, méchants et voleurs [1] ». Examinons et commentons les faits.

Cazals et Le Rouge nous apprennent que Verlaine, camarade de chambre d'un escroc américain gardé par la police et soigné en même temps que lui à Saint-Louis, s'émerveillait au récit des exploits du bandit.

Un jour, il alla se plaindre à la revue *Art et Critique*, qui lui avait donné une pièce fausse de cinq francs pour un poème. On lui en remit une autre, en lui demandant ce qu'il avait fait de la première :

« Eh! parbleu, fit le poète avec une candeur charmante, je l'ai passée, et je vous assure bien que cela n'a pas été sans peine! » Et, soulevant les bords de son feutre avec une dignité hautaine, il gagna la porte et disparut [2].

Donos nous raconte qu'en 1889, Verlaine tenta de vendre simultanément à Vanier et à Savine la propriété exclusive de *Bonheur*. L'auteur ajoute : « *Novice homo duplex*, il est passé maître dans l'art de les tromper tous deux. » Pendant un an, il berna les deux éditeurs avec de belles promesses, puis, lorsque l'artifice fut découvert, il les laissa se menacer et se poursuivre mutuellement, sans manifester aucun regret.

1. *Marandon de Montyel*, cité par Nordau.
2. Cazals et Le Rouge.

En 1895, il tenta de vendre à un éditeur le droit de tirer une édition de luxe des *Fêtes Galantes*, alors que Vanier s'était assuré par traité l'exclusivité de leur publication. Donos, qui rapporte le fait, pense qu'il était de bonne foi, croyant n'avoir pas besoin de l'autorisation de Vanier.

Nous avons vu que, lorsqu'il ne pouvait obtenir de son éditeur les satisfactions pécuniaires auxquelles il prétendait avoir droit, il s'emparait de ses propres œuvres, chez le libraire récalcitrant, pour les vendre au rabais à un bouquiniste des quais.

Verlaine commit le plus naturellement du monde ces petites indélicatesses des dernières années de sa vie. On ne saurait trouver chez lui cette « pleine conscience de l'abjection de son acte », cette « lutte désespérée contre son instinct », puis ce « terrible désespoir [1] » qu'on prête aux victimes d'une impulsion. Le cas est tout autre : il avait besoin d'argent ; un moyen quelconque lui permettait de s'en procurer ; il utilisait ce procédé, sans se soucier de sa valeur morale. Nul remords ne l'assaillait après l'acte ; il n'éprouvait que la satisfaction d'être parvenu à la fin recherchée ; il ne pensait pas que le délit pût faire une victime. C'est de l'anesthésie morale pure.

« L'alcool rendait Verlaine sujet à des colères terribles [2]. » Lepelletier dit que, sous l'influence de la boisson, « il devenait, pour ses meilleurs camarades,

1. NORDAU.
2. DONOS.

désagréable, agressif, violent ». Le même auteur ajoute,
plus loin : « Plus d'une fois, j'eus la preuve de la fâcheuse
tension de ses nerfs. » C'était pendant la période d'excitation des crises dipsomaniaques que se dévoilaient les
instincts combatifs du poète. Un jour, au Bois de
Boulogne, Lepelletier eut toutes les peines du monde
à l'empêcher d'attaquer un inconnu avec lequel il
venait de discuter. Sa brutalité envers sa femme, après
avoir bu, fut une des grandes causes de mésintelligence
dans le ménage. Elle prépara également la rupture avec
Rimbaud ; à la fin de leur liaison, les querelles entre
les deux amis étaient devenues presque continuelles. —
En 1872, en raison de son caractère irascible, Verlaine
dut quitter le Cénacle parnassien. ».

Cazals et Le Rouge signalent que, de temps à autre,
« il perdait toute mesure dans une discussion qui eut
dû demeurer courtoise ».

Ernest-Charles nous fait le récit d'une rixe consé-
cutive à une beuverie :

Je pourrais conter l'histoire d'une lamentable bataille après
boire dont un cabaret de la rue Soufflot fut le champ mal
clos. Combat singulier entre le poète et une femme qui l'accompagnait.... Je fus un des seuls témoins capables de rapporter
cette modeste bagarre. Des coups furent échangés, des glaces
furent brisées, un peu de sang coula. Heureusement, les cou-
teaux du « bistro » refusèrent d'accomplir tout leur office. On
conduisit les délinquants au poste du Panthéon.

Des faits ci-dessus, il ressort simplement que Verlaine,
ordinairement très sociable, doux et calme, acquérait
sous l'influence immédiate des libations cette « irritabilité excessive, sans but comme sans motif [1] » qui est

1. Lentz.

l'apanage des alcoolisés aigus ou chroniques. Il n'y a pas là d'impulsion; celle-ci se produit « sans l'intervention et malgré l'intervention de la volonté, dont l'impuissance se traduit par une angoisse et une souffrance morale intenses [1] ». Ici, au contraire, il y a une « réaction incessante de la volonté, dans le sens de la colère et de l'hostilité [2] ».

L' « accident » de Bruxelles est de même nature; Verlaine était en état d'ivresse, ou presque, lorsque après une longue discussion il tira sur Rimbaud, en présence de sa propre mère. Nous avons affaire à un crime passionnel, par hyperesthésie, qui fut favorisé par l'alcool.

Le poète se vantait d'avoir voulu, à la suite d'une conversation antinapoléonienne avec Vacquerie, agrémentée par l'absorption de liqueurs fortes, assassiner Napoléon III. Donos, qui rapporte l'anecdote, la croit sortie de toutes pièces de l'imagination de Verlaine. En tout cas, voici comment celui-ci terminait son récit :

> Mais, par bonheur pour lui, le souverain paraissait las et triste. Son visage portait déjà les traces de la maladie qui devait le tuer. Aussitôt, dans mon âme, le poète intercéda auprès du sanguinaire républicain. Je fis grâce au tyran et m'éloignai.

Et il ajoute prudemment : « D'ailleurs, l'œil de la police veillait. » Si l'aventure est réelle, nous devons constater que, seule, son absence d'énergie lui interdit de conduire jusqu'au crime son fanatisme politique. Ce fanatisme, exagération de sentiments naturels, était,

1. Magnan et Legrain.
2. Lentz.

Verlaine le reconnaît lui-même, créé et entretenu par l'alcool. Il y a là encore hyperesthésie.

Nous avons suffisamment développé le chapitre relatif aux perturbations de l'instinct sexuel chez Verlaine, et le passage consacré à l'examen de ses idées de suicide, pour ne plus y revenir. Nous avons, en même temps, essayé de montrer la part qui revient au toxique dans l'apparition de ces phénomènes pathologiques.

Conclusion. — Agissant soit d'une façon lente dans le sens de l'anesthésie morale, soit pendant les épisodes aigus de son intoxication dans le sens de l'hyperesthésie des sentiments, l'alcool a profondément influé sur le tempérament moral du poète, et contribué à produire les diverses réactions antisociales qu'on a signalées au cours de sa vie.

I. — Il n'était nullement dépourvu de sens moral, et avait une claire notion du bien et du mal.

II. — Il ne fut pas un dégénéré impulsif, comme on l'a prétendu. L'analyse des faits prouve que, si on met à part la dipsomanie, aucun de ses actes délictueux ne fut commis sous l'empire d'une impulsion.

III. — Il n'a jamais manifesté de regrets vraiment sincères pour ses fautes.

IV. — Bien plus, une tournure d'esprit spéciale le porta à se faire gloire de ses péchés réels et même de péchés imaginaires. Il ne faut pas voir là du cynisme, mais seulement le fruit de son orgueil.

V. — Les sentiments de devoir envers soi-même, d'honneur, n'existaient plus chez lui.

VI. — S'il n'émit aucun regret en racontant ses actes

répréhensibles, c'est qu'il n'en discernait plus la gravité ; il était devenu un anesthésié moral, du fait de son intoxication alcoolique.

VII. — La suppression du frein moral permit à ses passions et à ses instincts de se développer librement : il fut vagabond, voleur et perverti sexuel.

Au cours de la période d'excitation des crises dipsomaniaques, il fut brutal et criminel.

Pendant la période de dépression de ces crises, il songea plusieurs fois au suicide.

Idées politiques et Sentiments religieux

> Verlaine qui vas titubant
> Chantant et semblable au dieu Pan
> Aux pieds de laine
> Es-tu toujours simple et divin
> Ivre de ferveur et de vin
> Bon saint Verlaine ?
>
> (Comtesse de Noailles, *L'Ombre
> des Jours.*)

La question si délicate des idées politiques et des sentiments religieux chez Verlaine ne saurait solliciter longtemps notre examen ; d'abord parce qu'elle risquerait de susciter d'amères controverses, et aussi parce que l'influence de l'alcool sur la double évolution simultanée chez le poète nous apparaît bien incertaine....

Il était, dans son adolescence, « républicain ardent, plein de respect pour Marat, Babeuf, et les plus excessifs révolutionnaires [1] ». En 1868, il donna au *Rappel*

1. Lepelletier.

des articles politiques. Nous avons déjà raconté l'anecdote, vraie ou fausse, d'après laquelle il aurait songé à assassiner Napoléon III. A l'occasion du désastre de Sedan, il faillit être arrêté sur les Boulevards pour avoir manifesté et proclamé avec chaleur ses opinions républicaines. Pendant la Commune, s'il ne fut pas un militant très actif du mouvement révolutionnaire, il lui donna tout au moins son appui moral, et même accepta les fonctions de « chef du bureau de la presse ».

L'isolement dans une cellule étroite de la prison de Mons en fit un royaliste et un chauvin, plus tard boulangiste. En 1880, il composa ce violent pamphlet réactionnaire intitulé *Voyage en France par un Français*, que les éditeurs les moins susceptibles ne voulurent jamais accepter. On y lit cette appréciation sur le Parlement : « Un conciliabule servile, violent et monstrueux au possible, de pauvres caboches pleines de vertige, et, sauf cela, vides de tout. » Voici, toujours d'après l'auteur, une des conséquences de la Grande Révolution :

L'ancien despotisme, paralysé depuis les premiers rois chrétiens par l'influence épiscopale et la création pierre à pierre, sous la règle catholique, de cette merveilleuse paternité qui s'est appelée la Monarchie Française, se dégourdissait prestement, et, assumant une nouvelle formule, dépassait du premier coup, — et de combien ! — l'atrocité des plus sinistres Césars, l'insolence des plus absurdes satrapes, etc.

Quelle transformation, du Proudhonien convaincu en un royaliste ardent et combatif !

Dans ses *Confessions*, Verlaine nous raconte qu'il fit une bonne première communion. Quelques années plus tard, il était devenu totalement incroyant : « Il avait, dit Lepelletier, l'athéisme rationnel et intelligent; il avait lu des ouvrages matérialistes.... »

En étudiant sa vie, nous avons essayé d'en dégager les causes de sa conversion : nous avons fait de ce phénomène la conséquence d'une bourrasque d'existence. N'espérant plus rien de la vie, Verlaine se raccrocha, comme les êtres faibles, à l'idée d'un Dieu protecteur, à l'espoir d'un monde meilleur. Cela lui était d'autant plus facile qu'il avait eu une enfance assez pieuse, dans une famille pratiquante.

Dans le *Voyage en France*, le nouveau converti se révéla parfaitement clérical, dénigra avec ardeur ses anciens amis, les libres penseurs, et déplora ce mépris de « Dieu, blasphémé tous les jours, défié, crucifié dans son Église, souffleté dans son Christ, exproprié, chassé, nié, provoqué! » Verlaine devint non seulement fanatique et intolérant, mais aussi ardent prosélyte : « Il se surprenait parfois à catéchiser ses voisins de salle (à l'hôpital). Ces sermons évangéliques étaient entrecoupés trop souvent de mots à la Cambronne, d'argot et de jurons blasphématoires [1]. »

Le dévot poète était en même temps très superstitieux : « Il prétendait que, pour qu'une journée soit heureuse, il faut, en sortant de sa maison, rencontrer un cheval blanc, une voiture de foin et une fille de mauvaise vie [2]. » La rencontre d'un bossu signifiait : bonne journée; celle de deux bossus ou même de trois améliorait encore les prévisions. La rencontre d'un ou

1. Donos.
2. Cazals et Le Rouge.

de deux boiteux comportait une fâcheuse signification, mais l'intervention d'un troisième boiteux arrangeait tout. Les auteurs qui donnent ces détails concluent ainsi :

Le poète n'ajoutait pas une foi excessive à ces baroques présages ;... pourtant il lui arrivait, après avoir rencontré deux boiteux, de se camper devant une glace, pour se compter comme troisième boiteux, et ainsi conjurer le mauvais sort [1].

Nous avons déjà commenté cette alternance de la religiosité et de l'érotisme que nous avons observée chez Verlaine, et qui fut un des traits caractéristiques de son état mental [2]. Il nous faut y revenir plus longuement.

Nous n'avons pu admettre l'opinion de Lepelletier, qui dit :

Ses élans mystiques, sa religiosité théâtrale et livresque, car Verlaine ne fut jamais qu'un croyant littéraire et un pratiquant accidentel, sont issus de cette alimentation au copieux biberon du romantisme.

Le poète, croyant sincère, fut-il pourtant un « bon chrétien » dans toute l'acception du mot, qui comporte une soumission complète de l'individu à la règle imposée, une renonciation totale à ce qui est incompatible avec les dogmes catholiques, renonciation qui se manifestera sinon en actes, car tout le monde est faillible, mais au moins en pensée et dans l'expression de cette pensée. Chez Verlaine, nous ne trouvons nullement cette abdication du pécheur qui rentre dans le giron de l'Église. On a pu dire très justement :

1. CAZALS et LE ROUGE.
2. Se reporter a l'étude de l'instinct sexuel.

Le chantre sublime de *Sagesse*, « *qui parla de Dieu avec autant de suavité et d'harmonie que saint Augustin, saint Thomas d'Aquin, ou sainte Thérèse* », revint à sa boue. Et, aux heures d'ivresse, il plaisanta ce Dieu « *qui avait recueilli sa confidence et lavé ses plaies* [1] ».

Doumic, qui admet cette dualité de sentiments mystiques et érotiques, l'apprécie ainsi :

Ce qui achèverait de nous édifier, s'il en était besoin, c'est cette prétention émise avec assurance d'exploiter « parallèlement » dans des recueils différents ou dans un même recueil, la veine pieuse et la veine sensuelle : « Le ton est le même dans les deux cas, grave et simple ici, là fioriture, languide, énervé, rieur et tout ; mais le même ton partout, comme l'homme mystique et sensuel reste l'homme intellectuel toujours dans les manifestations diverses d'une même pensée qui a ses hauts et ses bas [2]. » C'est donc que dans les deux cas l'état d'esprit du poète est en effet le même : dans l'émotion religieuse comme dans l'excitation des sens, il ne poursuit que la jouissance. Qui ne voit que ce dilettantisme est tout le contraire du sentiment chrétien?... Après cela, il est bien superflu de discuter sur le degré de sa sincérité, et c'est une question oiseuse de rechercher jusqu'à quel point il a été dupe lui-même de son émotion au moment où il la ressentait. Il suffit de ne pas s'abuser sur la nature de cette émotion et d'y voir ce qu'elle est réellement : une forme de l'énervement, un cas de sensualité triste [3].

Verlaine lui-même expliqua son double état d'âme :

Je crois, et je pèche par pensée comme par action ; je crois, et je me repens par pensée en attendant mieux. Ou bien encore, je crois et je suis bon chrétien en ce moment ; je crois et je suis mauvais chrétien l'instant d'après. Le souvenir, l'espoir, l'invocation d'un péché me délectent avec ou sans remords… [4], etc.

1. Antheaume et Dromard.
2. Verlaine.
3. Doumic, Revue des Deux Mondes (15 janv. 1901).
4. Verlaine, *Les Poètes maudits*.

Ce qui veut dire, en somme : Je crois, mais tout en croyant, je suis bon ou mauvais chrétien suivant que je m'abandonne au repentir ou au péché; d'ailleurs péché et repentir me plaisent également, et j'éprouve une véritable satisfaction à passer de l'un à l'autre sans répit.

Notons que cette conception particulière de la doctrine chrétienne ne fut pas remarquée par les croyants qui étudièrent les tendances religieuses de Verlaine. Un Père jésuite, parlant de l'œuvre catholique du poète, émit cette opinion : « Tout est là de pure inspiration chrétienne et de franche orthodoxie. C'est bien la conversion par la pénitence et l'eucharistie, non les variations d'une religiosité quelconque [1].... » En revanche, Antheaume et Dromard, acquiesçant au jugement de Doumic, ont fait remarquer, après lui, que la dualité de sentiments chez le poète a pour unique fin la jouissance, et que celle-ci ne peut se concilier avec le véritable sentiment chrétien.

Il n'est pas possible d'admettre que le prisonnier de Mons, converti à la faveur des événements tragiques qui l'accablaient, ait, dans son étroite cellule, fait preuve d'une religiosité théâtrale et livresque. Sa conversion fut très sincère, et, pendant toute sa vie, sa foi toute spontanée, instinctive, resta profonde. Comment expliquer, alors « ce régulier passage subit du rut bestial à la dévotion extatique ? », cet « étrange mélange de perversité et de foi, qui lui faisait parfois délaisser

1. R. P. Pacheu.
2. Nordau.

un poème religieux déjà commencé, pour terminer des vers érotiques [1] », ce combat perpétuel du « moine inquiet [2] » avec le « satyre confiant, alerte [3] », ou, plus scientifiquement, cette dualité d'instincts, tour à tour prédominants chez lui?

Avouons franchement que le rôle de l'alcool sur l'évolution du poète vers le mysticisme ne nous est pas apparu clairement, et que nous avons dû rechercher, pour interpréter celle-ci, l'intervention d'autres facteurs. Verlaine, converti brusquement, sous l'influence d'une vive émotion, dans la solitude d'une prison belge, resta croyant toute sa vie, en dépit de tous les excès alcooliques aussi bien que des jeûnes de boisson les plus prolongés.

Cette conversion soudaine, irraisonnée (c'est Verlaine lui-même qui nous l'apprend), sans la préparation d'une longue méditation, sans presque d'influences extérieures, nous invite à penser que l'émotion qui la détermina ne fut qu'une cause occasionnelle agissant sur un esprit prédisposé.

L'hérédité exerça sans doute une action importante sur la genèse de cette pensée mystique. Parmi les ascendants de Verlaine, nous trouvons ce grand-père paternel, Henri, dont la jeunesse fut « une constante hésitation entre la chapelle et le cabaret [3] ». L'auteur ajoute :

Au demeurant, l'ensemble de ces ascendants contient en germe presque toutes les composantes de notre poète : esprit

1. Cazals et Le Rouge.
2. B. Lazare.
3. Saint-Pol Roux.

d'indépendance, culte de la patrie, mysticisme.... Entre autres détails, la généalogie de Verlaine porte sept prêtres sur ses branches ¹.

Mais pouvons-nous satisfaire notre esprit par une interprétation raisonnée de cette alternance si particulière de la religiosité et de l'érotisme? Antheaume et Dromard ont écrit :

Il ne sort de l'amour bestial que pour se confondre dans une ferveur religieuse dont le contraste est assez plaisant, mais dont la contribution n'a rien de si extraordinaire quand on sait l'étroite parenté qui peut unir en un même sujet les transports mystiques et l'exaltation d'un amour profane.

Nous emprunterons aux deux éminents psychiâtres l'explication qu'ils donnent de cette dualité de tendances :

Les observations journalières de la psychiâtrie prouvent bien surabondamment qu'un délire érotique est généralement teinté d'une nuance religieuse, et qu'un délire mystique évolue rarement sans s'accompagner de quelques préoccupations génitales; mais la possibilité d'une association réunissant dans un même concert les deux entités trouve son origine dans des considérations d'ordre plus élevé. Entre les représentations tout idéales d'un esprit religieux et les manifestations les plus basses de l'amour profane, il semble, en vérité, qu'il y ait un abîme. Les unes et les autres ne sont pourtant que des modalités expressives qu'un lien psychologique rattache au même mécanisme, et rend solidaires d'un même principe. Les unes et les autres sont issues d'une même souche : elles témoignent d'une inclination fatale de l'individu devant cette religion naturelle qu'est l'instinct d'amour; elles disent un élan de tout son être vers le culte éternel et grandiose de la perpétration de la vie. Nos tendances affectives cherchent impétueusement une issue vers la finalité qui leur est imposée.... Entre les vagues transports de la vierge en prière, les contemplations

1. SAINT-PAUL ROUX.

— 146 —

platoniques de Dante, et les caresses goulues d'une grande
amoureuse, il n'y a de différence que le degré d'objectivité....
La passion religieuse procède donc, au point de vue psychologique, des éléments fondamentaux dont procèdent les amours
profanes, et il y a là une communauté de genèse qui se révèle
très ouvertement chez les primitifs.

Les deux auteurs illustrent encore leur opinion par
l'analyse des sentiments de la vieille fille, chez qui, si
souvent, l'amour divin supplée l'amour sexuel inassouvi,
et rappellent que, dans les religions de l'ancien monde,
le culte des pouvoirs générateurs était en honneur.

Mais cet état d'âme spécial renferme déjà une part
de morbide :

A coup sûr, l'association mystico-érotique n'est pas l'indice
d'une santé morale parfaitement saine et robuste, car elle
implique la recherche d'émotions rares, et cette dernière, sous
quelque forme qu'elle se présente, est la marque habituelle
d'une sensibilité blasée, laquelle répond à de l'usure physio-
logiquement.

Volonté.

C'est la Volonté sainte, absolue, éternelle,
Cramponnée au projet comme un noble condor
Aux flancs fumants de peur d'un buffle, et d'un coup d'aile
Emportant son trophée à travers les cieux d'or!
(Paul Verlaine, *Poèmes Saturniens*, 1866.)

L'absence de volonté était évidente, chez « Pauvre
Lélian », et il peut paraître presque superflu de chercher à la démontrer. Mais notre but n'est pas seulement
de recueillir des faits: il nous faut encore pénétrer leur
cause; essayons donc, en les analysant, de reconnaître

l'influence possible ou certaine, ou peut-être nulle, de l'alcool sur cette dégradation de la volonté chez le poète.

Chez l'alcoolique banal, nous dit Lentz, « en dehors des périodes d'excitation où la volonté devient désordonnée, violente, maladive, presque impulsive, elle est d'ordinaire faible, incertaine, fugitive ». Verlaine subit-il le sort commun des buveurs, ou dut-il cette impuissance de volition, à l'état psychique particulier qui accompagnait son génie, et qui en constituait peut-être la sévère rançon?

Depuis sa naissance jusqu'à la fin de ses études classiques, aucun fait ne nous permet d'affirmer qu'il eut une de ces volontés rigides qu'aucun obstacle ne saurait effrayer, ou au contraire une volonté chancelante soumise à toutes les incitations extérieures. La chose n'est pas extraordinaire, puisque, habituellement, c'est seulement aux approches de la puberté que se révèle la vraie personnalité de l'individu, sa manière d'être, que se forme son caractère, dont la volonté est un des éléments.

L'amour du travail, une ambition toujours inassouvie, une tendresse active pour les êtres de même sang, ne sont-ils pas pour l'individu le moteur le plus efficace, et, pour l'espèce, le plus sûr garant d'un développement rapide et harmonieux? Or, chez Verlaine, nous ne trouvons pas de sentiments semblables, capables de conduire aux manifestations les plus élevées de la volonté humaine.

Travail. — L'amour du travail fut toujours, chez lui, très faible; tout au moins, son tempérament lui inter-

disait d'entreprendre la moindre occupation régulière.
Il a avoué lui-même ce dégoût violent pour le travail :

Si j'avais assez d'argent pour pouvoir vivre, je ne sortirais
plus de mon fauteuil, mais je rêvasserais tout le temps, les
jambes étendues devant le feu. Travailler, causer avec les gens,
je déteste ça !!...

De fait, aux rares heures où il exerça une profession
autre que celle de rimeur intermittent, il se montra peu
soucieux de faire preuve de zèle. Nous avons vu le jeune
étudiant en droit fréquenter assidûment les brasseries,
dédaignant les cours de la Faculté. L'employé Verlaine
fut « très peu zélé, à l'assiduité intermittente [1] ». Ainsi,
à dix-huit ans, il répugnait déjà à toute besogne suivie.
Un prétexte futile — en l'occurrence ce fut la crainte
de poursuites imaginaires — lui permit d'abandonner
son gagne-pain quotidien. On peut dire qu'à partir de
vingt-six ans, ce fut la Bohème. Il projeta bien, en 1874,
de fonder une maison de traductions, de rentrer à
l'Hôtel de Ville; en réalité, il se soucia peu de passer
à l'exécution de son dessein. Ses quelques tentatives,
pour engager ses capitaux dans des entreprises agricoles,
furent la conséquence de ses illusions : il entrevoyait
la vie du paysan, cette lutte continuelle contre une
nature marâtre, sous un aspect poétique, genre *Fêtes
Galantes*, tout différent de l'aspect réel. Il se complut
en promenades et en distractions champêtres, mais non
dans les travaux nécessaires : ce fut la ruine.

De retour à Paris, jamais il n'essaya de trouver un

1. Interview de Verlaine par BYVANCK.
2. LEPELLETIER.

emploi quelconque, pour parer à la misère menaçante. Une telle astreinte lui eût été intolérable ; il n'aurait pu supporter la fastidieuse monotonie d'une besogne imposée. D'ailleurs, il lui était impossible de se livrer constamment à la même occupation, puisque les phases dépressives qui succédaient à ses excès dipsomaniaques lui imposaient une inaction absolue.

Son bagage poétique fut, il est vrai, assez volumineux. C'est que cette extériorisation de ses rêveries, de ses sentiments, lui était beaucoup moins pénible que tout autre travail où il eût dû fixer son esprit sur un sujet donné. Il travaillait à ses heures, lorsque l'inspiration l'envahissait, et aussi lorsque la nécessité d'une production rémunératrice se faisait impérieusement sentir. L'expression des sentiments que lui dictait sa sensibilité suraiguë, expression souvent peu claire, mal rédigée, autant, nous le verrons, par impuissance que par négligence, était vraisemblablement l'occupation qui lui agréait le plus, parce qu'elle sollicitait de sa volonté l'effort le plus minime : elle ne l'obligeait même pas à coordonner ses rêves !

Ambition. — Le facteur ambition, inexistant chez lui, ne put le solliciter à agir. On a écrit très justement : « Verlaine, à aucune époque de sa vie, n'eut d'ambition. On ne peut lui trouver un souhait, une aspiration, vers une place, une dignité, une élévation quelconque [1]. » Ch. Morice exprime la même idée sous une forme différente :

1. LEPELLETIER.

Je crois bien que, seul, le rêve de la richesse a laissé Verlaine insouciant.... Ses goûts sont d'une parfaite simplicité. Il préfère, certes, la banlieue à la ville et la campagne à la banlieue. Il se passe sans peine de tout luxe qui n'est ni substantiel, ni artistique, et se sait trop difficile pour essayer de se contenter.

Au contraire, Albert Lantoine dit : « Ce bohème était de goûts plutôt bourgeois, très amateur de récompenses. » L'assertion nous paraît très exagérée. Appât de la richesse, soif d'honneur, de gloire, n'eurent aucune prise sur lui; le spectre de la misère menaçante pouvait à peine, à la fin de sa vie, le tirer de son apathie, et le contraindre à travailler.

Tendresse active. — Verlaine aimait ses proches; l'étude de ses sentiments affectifs nous prouve qu'une tendresse très vive l'unissait à ses parents, ainsi qu'à sa femme et à son fils Georges. Mais elle se traduisit bien imparfaitement en actes. Elle ne put le déterminer à lutter pour éviter à sa mère adorée les affres de la ruine prochaine; à quitter le milieu londonien où il perdait de jour en jour ses quelques chances de réconciliation avec sa femme (réconciliation que, pourtant, il avait ardemment désirée); à s'occuper un peu de cet enfant qui lui inspira de si beaux vers; pendant plus de vingt ans, il songea à revoir son fils, à s'en faire aimer, mais il ne fit rien pour se rapprocher de lui, et ces deux êtres de même sang restèrent totalement étrangers l'un à l'autre! Son inertie le fit assister impuissant à la désorganisation de son foyer, à la ruine de ses plus chères espérances paternelles.

Nous avons vu que, par son essence même, la fâcheuse passion de Verlaine pour l'alcool implique l'idée d'un besoin irrésistible, rendant tout effort de volonté infructueux. Nous n'y reviendrons point.

En étudiant le sens moral chez le poète, nous avons remarqué qu'à maintes reprises il manifesta un profond dégoût pour son existence bohème, pour cette vie de café un peu vide, pour ses orgies et ses débauches répétées, pour ses liaisons aventureuses. Que fit-il pourtant pour changer de vie? Rien. Il avait pris son parti de suivre la voie qui lui demandait le moindre effort : « Cette existence un peu creuse, si mouvementée et si gaie qu'elle fût parfois, Verlaine pourtant ne la subissait qu'à contre-cœur, et le courage lui a toujours manqué pour s'y arracher [1]. »

Il lui était impossible, avouèrent ses amis, d'arriver à l'heure aux rendez-vous les plus importants [1]. A l'expiration des « permissions » qu'on lui accordait au cours de ses séjours hospitaliers, il ne rentrait jamais, disent les mêmes auteurs, qu'avec deux ou trois heures, et même plus, de retard.

Sa candidature à l'Académie ne fut, en réalité, que l'œuvre d'amis quelque peu mystificateurs, alléchés par l'espoir d'un joli scandale, de bruyantes polémiques journalistiques. D'ailleurs, Eugénie Krantz, très ambitieuse et désireuse de voir se poser sur son front quelques-uns des lauriers qui devaient couvrir celui de son amant, s'employa activement à seconder les conseillers. Mais bientôt, lassé à l'avance par toutes les démarches

1. Cazals et Le Rouge.

à faire, « Pauvre Lélian » n'insista pas dans son brillant projet ; il n'eut pas le courage de faire les visites académiques !

De même, lorsqu'il tenta de simuler la folie pour obtenir, dans un asile, l'isolement et le repos tant souhaités, il n'eut pas la volonté de persister jusqu'au succès dans cette originale ligne de conduite : « La patience et la dissimulation nécessaires lui firent défaut [1]. »

Le faible Verlaine devait forcément subir, sans résistance possible, les influences extérieures, et devenir la proie de son entourage. C'est ce qui arriva. Rimbaud fut son premier conducteur. D'une énergie farouche, poussée jusqu'aux dernières limites, il réalisait les meilleures conditions pour établir une solide emprise sur son ami. Nous avons longuement étudié l'influence pernicieuse du jeune garçon sur Verlaine ; c'est lui, sans nul doute, qui contribua le plus à le séparer de sa femme ; il organisa et fit accepter à son crédule aîné la randonnée en Belgique et le séjour à Londres, pendant lequel devait s'exercer à loisir sa tyrannie sur « Pauvre Lélian ».

Parmi les maîtresses de Verlaine, celles qui voulurent lui imposer leur présence et leur domination y parvinrent facilement. Ce fut le cas d'Eugénie Krantz. Son amant ne put s'en délivrer. Elle le contraignit à travailler, le trompa, le maltraita : jamais il ne se décida à rompre le joug. Plus tard, on eut le spectacle lamentable du poète ballotté entre ses deux maîtresses, passant de l'une à l'autre et retournant à la première, selon que l'une ou l'autre parvenait à le rejoindre et à l'accaparer.

1. CAZALS et LE ROUGE.

Les symbolistes, ses amis, crurent bon de lier leurs destinées littéraires à sa gloire naissante; ils en firent le chef de leur école. Et pourtant, Verlaine répugnait à ces théories compliquées et obscures auxquelles il ne comprenait pas grand'chose. Il n'eut, de commun avec ses disciples, que la nébulosité d'une forte partie de sa production poétique terminale. Il écrivit, il est vrai :

C'est moi qui, en 1885, ai réclamé pour nous le nom de symbolistes. Les Parnassiens et la plupart des Romantiques manquaient de symboles en un certain sens.... De là, l'erreur de la couleur locale dans l'Histoire, le mythe rétréci par une fausse interprétation philosophique, la pensée sans aperception des analogies, le sentiment retiré de l'anecdote.

Nous avouons ne pas avoir compris ce texte alambiqué. Nordau, qui analyse les diverses définitions du symbole et du symbolisme données par les adeptes de la nouvelle école, conclut en disant : « Les inventeurs de ces dénominations ont pensé à cent choses différentes, contradictoires entre elles et peu claires, ou même n'ont pensé à rien du tout [1] ». Mais nous voilà placé sur le terrain brûlant des écoles littéraires, malgré notre ferme volonté de ne pas empiéter sur ce terrain défendu. Arrêtons-nous donc, pour éviter de justes critiques....

Citerons-nous encore, comme exemple de l'influence puissante de ses familiers sur cette âme très apte à recevoir les suggestions d'autrui, l'achat par Verlaine d'une ferme dans les Ardennes, sur les conseils de son ami Létinois, lui-même fils de cultivateur?

Proie de son entourage, « Pauvre Lélian » fut aussi la victime de ses instincts : dipsomanie irrésistible, instinct

______

1. Nordau, *Dégénérescence.*

sexuel exagéré et perturbé, brutalité, tendance à l'escroquerie, à la paresse. Défaut de volonté et anesthésie du sens moral s'associèrent pour leur laisser le champ libre.

Il eut pourtant, le faible Verlaine, quelques sursauts de volonté. Il est certain que pendant ses fiançailles, il abandonna quelque peu ses habitudes alcooliques. Le fait est intéressant à noter, car la plupart des psychiâtres n'admettent guère l'influence de la volonté sur la disparition des crises dipsomaniaques; pour eux, le hasard seul décide des intervalles de répit.

C'est pendant un accès dipsomaniaque que le poète prit sa subite résolution de quitter Rimbaud.

A sa sortie de prison, il prit le parti courageux de s'expatrier, pour tenter de gagner sa vie en Angleterre.

Mais ces velléités d'auto-direction furent bien rares chez lui et bien passagères. Il ne fut guère capable que de cette « volonté passive qui est un désordre, une négation même de la volonté intelligente [1] », et qui résulte de l'« obstination dans des actes stupides, cruels, enfantins [1] ». C'est le phénomène qu'on observe chez certains buveurs.

Quel fut donc le rôle de l'alcool sur cette perturbation de sa volonté? A vrai dire, il ne fit jamais preuve d'une grande énergie. Depuis son adolescence, depuis l'époque où aurait dû se manifester vigoureusement sa personnalité, il fut le jouet d'influences extérieures et de ses instincts.

1. TRIBOULET.

Pourtant, il semble que cette disposition d'esprit subit une aggravation du fait de l'alcool. Verlaine devrait donc en partie au toxique « ce fonds spécial caractéristique (véritable cachet de l'alcoolisme chronique cérébro-spinal) : apathie, nonchalance, inertie, manque d'initiative, diminution de l'énergie morale, dégoût et incapacité de travail [1] » qu'on rencontre chez les vulgaires buveurs.

L. Lentz.

VII

VERLAINE, COEUR ET ESPRIT

L'œuvre et l'alcool.

C'était le meilleur poète de son temps.
(*Anatole France.*)

Il nous faut maintenant aborder la partie principale de notre travail, étudier chez Verlaine cette puissance de vibrer, d'aimer, de souffrir, et cette merveilleuse faculté de nous faire partager ses émotions, qui constituèrent son génie.

Allons-nous, froidement, sèchement, analyser un par un, — disséquer serait le mot juste — les actes de sa vie, pour trouver en lui ce rêveur fortement impressionnable, mais peu fait pour les théories abstraites, que ses contemporains virent en lui? Nous nous en garderons bien. C'est dans son œuvre que nous voulons retrouver directement, sans le secours de l'inexacte légende, du témoignage intéressé, donc partial, de l'appréciation incohérente, les preuves de cette sensibilité suraiguë qui fut sa qualité maîtresse.

Nous rechercherons en même temps, puisque c'est le but que nous nous sommes proposé en commençant cette étude, les modifications possibles, — probables, — certaines, — que l'alcool a apportées au génie poétique du « Pauvre Lélian ». Tâche ingrate et combien difficile !

Tâche ingrate ! L'épée de Damoclès d'une critique intransigeante est suspendue au-dessus de notre tête. Pour un grand nombre d'admirateurs du poète, on doit rechercher uniquement, dans l'œuvre, les émotions qu'elle est susceptible d'inspirer ; leur but n'est donc que l'étude de l'œuvre en elle-même, la seule recherche d'impressions purement subjectives, par conséquent variables suivant les sujets : n'est-ce pas l'affaire des critiques littéraires, dont les appréciations varient à l'infini, comme varient leurs propres tendances artistiques, leurs goûts et leurs sentiments ? L'étude des conditions dans lesquelles elle a été composée, de l'état physique et mental du créateur, de la répercussion possible d'influences extérieures sur le joyau littéraire, leur paraît un odieux sacrilège : il faut considérer l'œuvre indépendamment de son auteur [1], et sans tenir compte des circonstances qui ont pu influer sur la création.

Tâche difficile ! La multiplicité des facteurs, état mental, âge, instruction, plaisirs et douleurs, maladies, intoxications, qui exercent leur action sur la production littéraire rend ardue la recherche de la part revenant à l'un d'eux dans les transformations de cette création. Nous nous sommes heurté à cette difficulté lorsque

1. Que nous importe la vie du poète, c'est son œuvre qui compte !
(J. de Gourmont.)

nous avons entrepris de découvrir dans l'œuvre de Verlaine, les traces de l'intoxication alcoolique.

La plupart des auteurs qui ont écrit sur lui n'ont pas songé à une relation possible entre l'obscurité, la platitude de ses derniers livres et ses habitudes dipsomaniaques. Certains ont nié *a priori* toute influence du poison vert sur sa poétique; d'autres l'ont pressentie, mais n'ont pu affirmer dans quel sens, heureux ou néfaste, elle s'était effectuée; les derniers, enfin, persuadés de son existence, ont conclu, tantôt à une stimulation de toutes les facultés chez le poète, tantôt à leur amoindrissement.

Écoutons Lepelletier :

N'est-il pas préférable, pour l'humanité, que le poète se soit écarté de la morale commune, si cet écart a stimulé son cerveau, plutôt que d'avoir laissé derrière lui la meilleure réputation et la pire littérature ?

Le même auteur dit, plus loin :

Peut-être, si sa destinée eût été ainsi canalisée (par le mariage), si le torrent de sa vie se fût écoulé régulier et paisible, Verlaine aurait-il continué à donner de bons poèmes dans la manière objective et descriptive de Leconte de Lisle. Il n'aurait pas été le poète étrange, sensationnel, si personnellement vibrant, aux frémissements d'écorché vif....

J. de Gourmont abonde dans le même sens :

Que nous importe la vie du poète, c'est son œuvre qui compte, et qu'importent la débauche et l'absinthe, si la débauche fait fleurir sa poésie et si l'absinthe fait flamber son cerveau?

Mais voici un autre son de cloche :

Buvez donc quelques absinthes un peu fortes, et vous comprendrez à merveille comment Verlaine a pu écrire ses maladives et presque folles incohérences mystiques, religieuses, lascives, ses délirantes théories poétiques, ses vers et ses proses incompréhensibles et qui divaguent. Et vous sentirez aussi d'où proviennent ses plaintives chansons, et délicates et mièvres, ses cantilènes mélancoliques et parfois lugubres, ses complaintes sinistres. Œuvre malsaine, comme l'absinthe qui l'engendra [1]!

Voici donc, chez des critiques connaissant parfaitement la manière de travailler du poète, également compétents pour apprécier la forme de son génie, des opinions tout à fait contradictoires. Pourquoi? Sans doute est-ce parce qu'elles ne sont que de simples impressions, aucunement corroborées par des recherches, des arguments. Pour affirmer avec quelque certitude de quel côté se trouve la vérité, il nous faudra faire ce travail de documentation, d'appréciation personnelle, de comparaison, à peine ébauché par les admirateurs et les détracteurs de Verlaine.

D'ailleurs, tous ces auteurs ont pensé à une action immédiate et passagère du toxique ingéré, comme dans l'ivresse, et non à une action permanente et tardive du poison accumulé dans l'organisme et troublant constamment le fonctionnement de la cellule nerveuse. Rappelons à ce propos que Verlaine n'écrivait jamais pendant ses crises dipsomaniaques.

Loin de nous la pensée de refuser systématiquement la collaboration précieuse que les critiques littéraires nous offrent — involontairement. — Une sensibilité délicate, un goût raffiné, firent d'eux d'excellents réactifs vis-à-vis de l'œuvre du poète, et, en maintes occasions, nous nous appuierons sur leur témoignage

1. ERNEST CHARLES, *Verlaine et les poètes bourgeois.*

pour affirmer cette puissance émotive de Verlaine, dont nous recherchons les variations.

Mais nous nous garderons bien de soulever les questions d'Écoles : D'abord parce que « Pauvre Lélian » ne fut qu'un très infidèle pratiquant dans ces chapelles littéraires; et aussi parce que les doctrines poétiques qu'il daignait faire siennes n'influèrent que médiocrement sur son style, et nullement sur sa pensée. Véritable poète, il ne s'embarrassait pas de dogmes; ses créations ne recèlent que ses états d'âmes et ne ressemblent guère à un thème froid brodé artificiellement sur le moule de doctrines poétiques quelconques.

Pendant tout le cours de notre examen, nous aurons présente à l'esprit la précieuse recommandation que donnent Antheaume et Dromard aux médecins et aux psychologues qui étudient ces « génies d'ordre émotionnel, pourvoyeurs de sentiments rares et de sensations exquisement raffinées [1] » :

Il faut reconnaître que l'intransigeante raison ne peut avoir accès dans certains domaines. Visiteuse courtoise, ou policière aux allures grincheuses, si elle s'avise d'y pénétrer seule, elle n'y trouvera que désert et obscurité. Si l'on aborde la poésie avec les prétentions rigoureuses d'une logique formelle, on attendra longtemps les satisfactions promises, et l'on risquera d'y découvrir en échange toute la gamme des misères mentales.

En nous reportant à la biographie de Verlaine, nous avons pu comparer chronologiquement sa production littéraire avec le développement de son intoxication alcoolique. Pour les besoins de la cause, nous avons

1. Antheaume et Dromard.

divisé sa vie poëtiquement féconde, de 1860 à 1896, en sept périodes secondaires.

1re *période* (1860). — Le jeune poëte ne boit pas encore; il compose la plupart des *Poëmes Saturniens*, « L'Enterrement », « Sonnet à Don Quichotte » (*Œuvres posthumes*).

2e *période* (1861-1869). — Il commence à boire en 1861; sa manie s'exacerbe jusqu'en 1869, sans que pourtant les crises deviennent subintrantes. Pendant cette période, il termine les *Poëmes Saturniens* et écrit « Aspiration », « Un Soir d'Octobre », « Fadaises », « L'Ami de la Nature » (*Œuvres posthumes*), « Les Amies » (*Parallèlement*), *Fêtes Galantes*.

3e *période* (Hiver 1869-Printemps 1870). — C'est le répit des fiançailles, pendant lesquelles le poëte s'épanche dans *La Bonne Chanson*.

4e *période* (1870-1873). — Les crises dipsomaniaques augmentent progressivement leur fréquence, jusqu'à devenir subintrantes. De 1870 à 1872, Verlaine n'écrit rien. En 1872, il compose les *Croquis londoniens* et les premières *Romances sans paroles*.

5e *période* (1873-1878). — Il ne boit plus. Pendant sa prévention, il écrit « Crimen amoris », « Don Juan pipé » (*Jadis et Naguère*). Puis, en prison, il compose des poëmes érotiques, « Le Poëte et la Muse » (*Jadis et Naguère*), « Sagesse », la plupart des poëmes de *Jadis et Naguère* et quelques-uns de *Parallèlement*, et termine les *Romances sans paroles*. En liberté, il donne « Ecrit en 1875 » (*Amour*), et continue *Jadis et Naguère*.

6e *période* (1878-1883). — Le poëte a recommencé à boire; il compose pendant cette période le *Voyage en France par un Français*, *Amour*, *Bonheur*, les chroniques qui formèrent ensuite *Mémoires d'un veuf*, *In memoriam*, *Les Poëtes maudits*

7e *période* (1883-1896). — A partir de 1883 jusqu'à sa mort « Pauvre Lélian » ne cesse plus de boire, sauf pendant ses séjours hospitaliers. Les crises impulsives dipsomaniaques deviennent subintrantes, rendant son travail impossible. C'est à l'hôpital qu'il écrit presque toutes ses dernières œuvres : « Art poétique » (*Jadis et Naguère*), en 1881; *Mémoires d'un veuf* (fin), *Louise Leclercq*, *Madame Aubin* (1885); *Amour* (suite), *Parallèlement* (suite), des nouvelles, des mémoires,

(1886), le sonnet VIII de *Bonheur, Parallèlement* (suite), (1887); *Extrêmes-Onctions* (1888); *Bonheur* (suite), (1889); *Parallèlement* (suite); *D'Aucunes, Hombres* (1890); en 1891 paraissent *Liturgies intimes, Élégies, Dans les limbes, Dédicaces, Épigrammes, Chair, Chansons pour Elle, Odes en son honneur.* Sa production terminale est : *Quinze jours en Hollande, Mes Prisons, Invectives,* « Départ », « Retour », « Monna Rosa » (*Varia*), en 1893; *Dans les limbes* (suite), *Invectives* (suite), *Dédicaces* (suite), en 1894; « Mort » (*Œuvres posthumes*), en 1895.

Mais si nous considérons, au lieu du fait brut de l'usage ou de l'abstention d'alcool, le fait plus complexe d'un emploi permanent, prolongé et intense du toxique, le plus capable d'avoir désorganisé son cerveau et altéré sa production poétique, nous nous rendons compte que sa carrière littéraire peut alors être divisée plus simplement en deux parties, la première partie s'étendant de 1860 à 1878 et comprenant par conséquent les cinq premières périodes de la classification que nous avons donnée plus haut : L'intoxication est nulle ou assez modérée. La deuxième partie s'étend de 1878 à 1896 : L'intoxication atteint son apogée. Nous verrons que, si certains recueils, composés alors que le poète buvait déjà, ne paraissent guère ressentir les effets du poison, toutes les œuvres écrites dans cette dernière partie de sa vie, alors que sa manie ne connaît plus de répit, révèlent fâcheusement l'influence de l'alcool.

A la mort du poète, *La Plume* demanda aux principaux critiques littéraires de l'époque quel était, parmi les livres du disparu, celui qui leur paraissait le plus représentatif de son génie, le plus digne de passer à la postérité, et pourquoi ils le préféraient. A titre de simple curiosité, et sans vouloir en dégager une conclusion formelle, nous nous sommes complu à établir la statistique des voies recueillies par chacun des ouvrages, pour la comparer avec la marche de l'intoxication chez leur auteur. Le pourcentage est le suivant : *Sagesse* : 24 p. 100. — *Fêtes Galantes* : 18 p. 100. — *Amour* : 15 p. 100. — *Romances sans paroles* : 12 p. 100. — *Parallèlement, La Bonne Chanson, Bonheur*, chacun 6 p. 100. — *Poèmes Saturniens, Jadis et Naguère*, chacun 4 p. 100. — *Liturgies intimes, Chansons pour Elle*, chacun 2 p. 100. Le nombre restreint des votants ne nous permet pas d'accorder une grande valeur d'appréciation aux faibles pourcentages. Mais nous voyons que les quatre livres ayant obtenu le plus de suffrages ont été composés, le premier en prison, pendant une longue période de sobriété forcée, le second et le quatrième, alors que la manie du poète était encore relativement atténuée, le troisième enfin au plus fort de l'intoxication. Nous ne pouvons donc rien conclure de cette consultation.

Avant l'alcool.

Vers de jeunesse.

Parmi les toutes premières poésies de Verlaine, quatre sonnets, recueillis dans les *Œuvres posthumes*, retiennent notre attention. C'est l'influence de Leconte de Lisle qu'on retrouve dans *Les Dieux*, tandis que *Torquato Tasso, Sur le Calvaire, L'enterrement* semblent émaner de l'esprit tantôt mélancolique, tantôt sarcastique et macabre de Baudelaire. Nous verrons dans les *Poèmes Saturniens*, la persistance de cet esprit d'imitation chez le jeune poète, très fortement impressionné par l'œuvre de ses devanciers.

Verlaine est ici loin de la « manière subjective » qui caractérise ses livres suivants. Son but principal n'est pas de nous exposer ses émotions, de mettre à nu son « moi » devant nous. C'est l'idée qui domine : chaque sonnet est une petite pièce à thèse; souvent, l'auteur voile sa pensée, par l'abondance de la description, qui fait paraître celle-ci primordiale, mais c'est pour forcer le lecteur à deviner celle-là, qui constitue la seule raison d'être du morceau. Elle est toujours, cette pensée, fort claire, et le sonnet tout entier n'en est que le développement progressif et logique.

Les Dieux font valoir une imagination brillante : les vieilles croyances assaillent l'esprit humain, qui les a rejetées. Dans *Torquato Tasso*, la délicatesse du sentiment de l'auteur se révèle déjà; il chante — si jeune encore! — le poète qui souffre de la pauvreté, de la solitude, d'un amour méconnu, mais qui, pourtant, éprouve une volupté suprême à se plonger dans l'infini de ses rêves, et à laisser travailler la « folle du logis ». *Sur le Calvaire* prouve à nouveau la richesse de son imagination. Le mauvais larron niant le miracle, malgré l'évidence, n'est-ce pas le symbole de la vérité si souvent méconnue? *L'enterrement* contient une description très précise; tous les détails de la cérémonie sont observés par l'œil d'un psychologue :

> Je ne sais rien de gai comme un enterrement.

En effet, l'aspect de chaque personne, de chaque chose, lui enlève un peu de son caractère funèbre. Mais ce que le poète ne dit pas, et laisse deviner, c'est l'écœurement produit chez lui par ce contraste d'un cercueil, qui représente toutes les douleurs, avec cette nature riante et ces gens heureux. Le paradoxe, dont on lui a souvent reproché d'être prodigue, n'est donc qu'apparent.

Nous ne retrouvons pas dans ces quatre sonnets ces

cris de douleur, ces pâmoisons, ces langueurs qui firent le succès des *Romances sans paroles* ou de *Sagesse*. Mais, pourtant, l'émotion s'y révèle à chaque ligne : elle ressort de la pensée même ; seul, un sensitif puissant est capable de chanter ces Dieux qui, cachés dans les nuées, essaient de reconquérir leur suprématie sur l'homme, ce poëte, victime d'une imagination qui l'emporte quelquefois au Paradis ; de nous montrer ce mécréant que le miracle n'émeut pas, cet enterrement où un violent contraste de faits aggrave le deuil de l'âme.

Il faut louer, dans ces vers de jeunesse, la concision de l'expression. Verlaine emploie toujours le mot juste ; il ne mérite pas, ici, le reproche, qu'on dut lui faire plus tard, d'ignorer le sens étymologique des mots. Il emploie l'alexandrin classique, avec des rimes riches.

Poèmes Saturniens.

Les *Poèmes Saturniens* furent composés par Verlaine au lycée, à l'École de Droit, et même à son bureau de l'Hôtel de Ville. Ils ne peuvent donc se ressentir de l'influence de l'alcool.

Verlaine n'est qu'un poëte, instrument merveilleusement réceptif à toutes les impressions extérieures, proie tout indiquée aux états d'âme les plus subtils et les plus délicats. Mais il n'est pas, à proprement parler, un penseur : il ne faut pas compter trouver dans ses œuvres autre chose que des sentiments. Il y a chez « Pauvre Lélian » plusieurs façons de les exprimer ; dans la première, celle des *Poëmes Saturniens*, le vers est ciselé de telle sorte que l'idée en jaillit avec netteté. Lepelletier vante justement « la clarté, la précision, que Verlaine apportait alors dans l'expression, même recherchée et subtile, de sensations raffinées, de correspondances mystérieuses et d'affinités cérébrales ».

Le charme des *Poëmes Saturniens* est souvent fait de la tristesse, de la mélancolie, de l'horreur, du désespoir, qu'ils évoquent si bien. Sur trente-six morceaux, nous en trouvons dix-sept où le poète épanche une douleur dont il ne nous donne pas la cause; elle n'en reconnaît pas, du moins en apparence.

La mélancolie s'exhale de *Résignation, Never more, Après trois ans, Nuit du Walpurgis classique, Chanson d'automne*. C'est une véritable tristesse que communique la lecture de certains sonnets :

> Sont-elles assez loin toutes ces allégresses
> Et toutes ces candeurs ! Hélas ! toutes devers
> Le Printemps des regrets ont fui les noirs hivers
> De mes ennuis, de mes dégoûts, de mes détresses !
> Si que me voilà seul à présent, morne et seul,
> Morne et désespéré, plus glacé qu'un aïeul,
> Et tel qu'un orphelin pauvre, sans sœur aînée.
>
> (Vœu.)

De même :

> Oh ! Je souffre, je souffre affreusement, si bien
> Que le gémissement premier du premier homme
> Chassé d'Eden n'est qu'une églogue au prix du mien.
>
> (A une femme.)

Et encore :

> Le chagrin qui me tue est ironique, et joint
> Le sarcasme au supplice, et ne torture point
> Franchement, mais picote avec un faux sourire....
>
> (Jésuitisme.)

Lassitude, *Promenade sentimentale*, *Sub urbe*, nous fournissent de nouvelles preuves de la tristesse poignante du poëte. Pourquoi souffre-t-il? Il ne nous le dit jamais.

C'est une amertume farouche que recèle *L'angoisse* où il conclut :

> Lasse de vivre, ayant peur de mourir,...
> ... Mon âme pour d'affreux naufrages appareille.

C'est une véritable horreur que traduisent *Dans les Bois*, *Cauchemar*, *Effet de nuit*, *Nocturne Parisien*. On comprend facilement que Sainte-Beuve ait recommandé au jeune poëte d'être « un peu moins noir et moins dur en fait d'émotions [1] ».

La tristesse de Verlaine est sans cause; tout au moins, aucun événement de sa vie ne peut l'expliquer. Lepelletier dit à ce propos : « Les douleurs qu'il annonce et qu'il chante sont de simples suppositions. » Suppositions, peut-être, mais rien ne prouve que l'auteur, doué d'une sensibilité exquise et d'une vive imagination, ne les ait pas ressenties au moment de les exprimer. En tout cas, mélancolie, tristesse, désespoir, vrais ou simulés, furent merveilleusement dépeints, et, si l'on admet que l'œuvre est d'autant plus parfaite qu'elle suscite plus d'émotions, il faut reconnaître que les *Poèmes Saturniens* méritent l'admiration qui leur fut — tardivement — prodiguée.

Lepelletier ajoute :

> Dans les *Poèmes Saturniens*, il n'y a aucune expansion intime, aucun aveu, aucune trace de confession, rien qui puisse se

---

1. Cité par LEPELLETIER.

rapporter à un événement précis de la vie du poète, à une sensation éprouvée, à une joie ou à un chagrin ressentis. Il n'exprime que des émotions abstraites, objectives, composées.

Évidemment, Verlaine ne put, comme Musset, comme Lamartine, chanter ses douleurs, ses regrets, ses désirs, ses espérances, à une époque où sa vie restait paisible, sans événement capable d'apporter un trouble dans son âme sensible. Pourtant, ces « émotions abstraites », ces sentiments artificiels furent exposés avec une rare vigueur. Parce que, dans une étude biographique, on n'a trouvé aucun fait qui soit susceptible de les expliquer, doit-on nier que le poète les ait éprouvés? Ne lui appartient-il pas d'être envahi, débordé par des sentiments puissants, nés d'un choc émotionnel très léger, suggérés par un spectacle, un fait, une lecture, qui restent habituellement sans effet sur les sensibilités comparativement obtuses de ses contemporains?

Dans les *Poèmes Saturniens*, dit Charles Morice [1], « par l'esprit, Verlaine se réclame de Baudelaire. Mais, pour la forme, c'est de Leconte de Lisle qu'il fut d'abord l'élève. Il lui prit toute la livrée d'exotisme védique... et toute la livrée d'archaïsme hellénique.... Surtout, il se soumet à cette impassibilité, laquelle était alors de commandement dans l'entresol de Lemerre.... Tout cela sent, il est vrai, quelque peu l'appris, le voulu, trahit le disciplinat. » En effet, ce fut un caractère essentiel du poète débutant : il fut fortement impressionné par l'œuvre de certains devanciers, à tel point qu'il se fit un devoir de les imiter, tout au moins dans la forme; mais cette soumission — très momentanée —

1. Ch. MORICE, *Paul Verlaine.*

aux influences environnantes, n'est-elle pas encore une preuve de l'exagération de sa puissance émotive?

La poésie de Verlaine, dans ces premiers poèmes, apparaît déjà très subjective : ce sont rarement des pensées abstraites et impersonnelles, mais presque toujours ses propres sentiments, qu'il exprime; quelquefois il décrit des choses vues.

L'émotion domine son œuvre; on la retrouve dans toutes ses pièces : dans *Never more*, où il chante avec une douceur sans pareille le premier « oui » de la femme aimée; dans *Mon rêve familier*, où déjà se différencie la pensée de l'auteur, qui devient subtile et un peu mystérieuse :

> Je fais souvent ce rêve étrange et pénétrant
> D'une femme inconnue, et que j'aime, et qui m'aime,
> Et qui n'est, chaque fois, ni tout à fait la même
> Ni tout à fait une autre, et m'aime et me comprend.

Dans *Effet de nuit*, le décousu de la description est voulu, et ne sert qu'à augmenter l'impression bizarre produite par le tableau, et l'horreur qui découle de la vision. *Grotesques* nous révèle l'amour du poète pour les vagabonds; ses détracteurs n'ont pas manqué de lui reprocher cette pièce, preuve, à leurs yeux, d'une affinité pour les anormaux, les antisociaux. *Soleils couchants* est plein d'une étrange mélancolie : le rapprochement entre l'aube et la pensée crépusculaire du poète, l'imprécision du rêve, et la douceur du vers, concourent à la créer. Dans *Crépuscule du soir mystique*, la pensée est recherchée et nettement obscure. Déjà, Verlaine est attiré par de bizarres associations d'idées, spéciales à lui, qui unissent, on ne sait pourquoi, des idées ou des représentations qu'habituellement on trouve séparées. C'est ce que Lepelletier appelle des « correspondances mystérieuses », des « affinités cérébrales ». N'est-ce pas déjà un signe de mysticisme? Mais n'est-ce pas aussi l'exagération d'une manifestation de ce Génie qui crée et exprime des idées et des sentiments nouveaux, qui voit « plus, mieux, et surtout *autrement* que le commun des hommes [1] »?

Dans la *Nuit du Walpurgis classique*, la fantaisie de l'auteur se donne libre cours; de peu de poèmes se dégage un charme aussi étrange; dans la description, tout concourt à donner une impression de mystère, à évoquer un phénomène surhumain, incompréhensible, et effrayant pour le pauvre mortel qui en est spectateur. C'est d'abord le décor, ce jardin de Lenôtre, en violent contraste avec l'action qui doit s'y dérouler; c'est aussi

> ... La lune
> D'un soir d'été sur tout cela.

Précédant l'action, puis l'accompagnant, et renforçant l'angoisse, il y a

> Un air mélancolique, un sourd, lent et doux air
> De chasse.....

Enfin, c'est le phénomène lui-même, la fantastique ronde des sorcières.

La si brève *Chanson d'Automne* fut très admirée, même par les plus farouches détracteurs de Verlaine, qui se sont complu à lui reconnaître un certain « charme mélancolique [2] ». Une délicate comparaison constitue le

1. CH. RICHET.
2. NORDAU.

thème de *Le Rossignol*. Dans *Femme et Chatte*, le poète, en quelques vers gracieux, traduit fort bien les cruautés féminine et animale, rivales, et n'attendant qu'une occasion pour se dévoiler.... « *La Chanson des Ingénues* fit les délices de Th. de Banville. Elle est une piquante observation de mœurs; le poète a saisi toutes les nuances de la pensée des Ingénues, qui, par pruderie, repoussent les séducteurs... mais éprouvent néanmoins un petit frisson de volupté à se sentir recherchées, désirées. — *Une grande dame* rappelle Baudelaire, par la rudesse de l'expression, la dureté voulue et le paradoxe apparent de sa conclusion, évoquant le perpétuel dilemme de l'âme torturée par le désir et se révoltant contre la tyrannie de la beauté féminine. *Çavitri* et *Un dahlia*, — ce dernier morceau fort admiré par Sainte-Beuve, — sont deux symboles, où la puissance imaginative du poète et son don merveilleux de rendre apparents les rapports cachés des choses et des idées, les analogies de sentiments, se révèlent dans toute leur ampleur. Les quatre derniers vers de *Çavitri* sont riches d'enseignement.

Never more témoigne de l'angoisse particulière d'un sensitif exquis, que son bonheur effraie, car il songe, en le goûtant, qu'il aura une fin. Le rêveur, seul avec « Paris, l'onde et la nuit », a décrit ses sentiments dans le *Nocturne Parisien* : Notre-Dame, quelques nuages, une chauve-souris, le murmure confus de la ville, puis le chant mélancolique et peu harmonieux d'un orgue de Barbarie, ont suffi à déchaîner le torrent de ses émotions, à éveiller en lui un monde de pensées.... Nous avons déjà fait remarquer que du morceau tout entier se dégage une tristesse poignante. Dans *La mort de*

Philippe II, remarquée par Sainte-Beuve, tout concourt d'abord à donner une impression de magnificence : le site sauvage et grandiose, l'Escurial imposant, les salles somptueuses où s'agitent des courtisans richement vêtus, une nuée de gardes. Dans ce décor, le maître d'un empire immense, ruine lamentable qui achève de mourir! Verlaine ne néglige aucun détail propre à aggraver le contraste qui avait frappé sa sensibilité. Mais rien n'est plus émouvant que le récit de la confession, au cours de laquelle le fanatisme du confesseur lui fait absoudre les crimes atroces dont s'accuse le moribond. — *Épilogue* contient une négation de l'Inspiration :

> Ce qu'il nous faut à nous, les Suprêmes Poètes,
> . . . .
> À nous qui ciselons les mots comme des coupes
> Et qui faisons des vers émus très froidement,
> . . . .
> Ce qu'il nous faut, à nous, c'est, aux lueurs des lampes,
> La science conquise et le sommeil dompté,
> C'est le front dans les mains du vieux Faust des estampes,
> C'est l'Obstination et c'est la Volonté!

Il est possible que Verlaine n'ait pas eu cette spontanéité de la création qui, avec l'absence d'effort, caractérise l'inspiration. Mais nous savons que celle-ci n'est pas obligatoirement l'apanage du poète ; « Elle peut faire défaut en tant que paroxysme bien défini [1]. » Mais, jusque dans sa façon de la nier, il fait preuve d'une sensibilité que doivent bien peu connaître ceux qui font « des vers émus très froidement »!

---

[1]. ANTHEAUME et DROMARD.

Jules Lemaître trouve déjà, dans les *Poèmes Saturniens*, « certaines poésies d'une bizarrerie malaisée à définir, qui sont d'un poète un peu fou, ou qui peut-être sont d'un poète mal réveillé, le cerveau troublé par la fumée des rêves ou par celle des boissons, en sorte que les objets extérieurs ne lui arrivent qu'à travers un voile, et que les mots ne lui viennent qu'à travers des paresses de mémoire ». Et il cite, à l'appui de ses dires, *Croquis Parisien* et *Crépuscule du soir mystique*. Nous avons déjà apprécié la qualité de ce dernier morceau, qui est encore un symbole, mais très peu compréhensible, au moins pour le lecteur qui n'en a pas la clef. *Croquis Parisien* est plus clair, mais, pourtant, on peut se demander, comme le fit le célèbre critique littéraire, à quoi tend cette notation successive de sensations et de rêves, qui paraît le fruit d'une association d'idées non endiguée. Mais ces deux pièces sont, à notre avis, les seules où la clarté du sentiment fasse véritablement défaut.

Les *Poèmes Saturniens* attestent que l'imagination créatrice et reproductrice de leur auteur était bien développée. Nous ne pouvons que renvoyer à *Après trois ans*, *Croquis Parisien*, *Cauchemar*, *Marine*, *Effet de nuit*, *Grotesques*, *Promenade sentimentale*, *Nuit du Walpurgis*, *L'Heure du berger*, *La Chanson des Ingénues*, *Monsieur Prudhomme*, *César Borgia* — portrait très fouillé — *La Mort de Philippe II*, *Nocturne Parisien* : celui-ci nous procure un jugement concis et merveilleusement imagé sur chacun des fleuves de la terre.

Il ne nous appartient pas de nous étendre longuement sur le style de Verlaine. Nous n'en dirons quelques mots que pour montrer les variations, dans les différents recueils, de la manière de s'exprimer, chez le poète.

Dans les *Poèmes Saturniens*, la phrase est pure, courte et simple, non hachée par des digressions, des apartés, de multiples interjections. L'auteur n'abuse pas des inversions, des rejets, qui rendent la lecture de ses dernières œuvres si pénible, en disséminant au hasard verbe, sujet, compléments, au grand détriment de la clarté et de l'harmonie de la phrase. Celle-ci coule naturellement.

Nordau [1] a émis un jugement sévère sur un procédé de composition poétique spécial à Verlaine, qui l'emploie certainement dans le but d'en tirer un heureux effet auditif :

Deux choses frappent dans le langage de Verlaine. Premièrement, le fréquent retour du même mot, de la même tournure, ce « rabâchage » dans lequel nous avons vu un symptôme de débilité intellectuelle. Presque dans chacune de ses poésies reviennent plusieurs fois, sans changement, les mêmes vers et les mêmes hémistiches, et au lieu d'une rime reparaît souvent tout simplement le même mot.

Et il cite quelques exemples :

Dans le « Crépuscule du soir mystique » reparaît deux fois, sans nécessité organique, ce vers : « Le souvenir avec le crépuscule » et celui-ci : « Dahlia, lys, tulipe et renoncule ». Dans « Promenade sentimentale », l'adjectif « blême » poursuit le poète à la façon d'une obsession ou « onomatomanie », et il l'applique aux nénuphars et aux ondes ! La « Nuit du Walpurgis classique » commence ainsi :

« Un rythmique sabbat, rythmique, extrêmement rythmique. »

1. *Dégénérescence*.

Dans « Sérénade », les deux premières strophes reviennent mot à mot comme quatrième et huitième strophes.

Le reproche nous paraît assez peu fondé. Si Verlaine répète souvent le même mot, le même vers, la même strophe, dans son poème, c'est parce que cet artifice de versificateur semble agréable à son oreille très éduquée, et nous croyons que la plupart des lecteurs ne songent pas à s'en plaindre....

Quelques incorrections, — d'ailleurs rares, — dans l'expression de sa pensée, quelques chevilles malencontreuses peuvent être reprochées au jeune poète. Nous avons trouvé les unes et les autres dans *Prologue, Mon rêve familier, Croquis Parisien, Cauchemar, Crépuscule du soir mystique, Le Rossignol*. Nous ne pouvons insister sur ces détails.

Verlaine emploie volontiers le mot le plus précis, le plus conforme à l'idée qu'il veut nous communiquer, et aussi le mot précieux, distingué, rare. Dans *La mort de Philippe II*, par exemple, il est parlé de *portes d'acajou niellées*, de *mire chauve*, de *matassin*, d'*homme à visage de guivre*, de *fray*, etc. Et le mot qui l'attire par une sonorité particulière, et qu'il répète à plusieurs reprises, n'est pas toujours le mot qui convient. Nordau, nous l'avons vu, lui a reproché cette « onomatomanie ». Mais ces quelques erreurs, très rares, répétons-le, dans cette œuvre de jeunesse, nous paraissent plutôt dues à une connaissance incomplète du sens étymologique des mots, inhérente à une instruction insuffisamment développée, qu'à la perte de la mémoire des mots qui donne à ses derniers livres un tel cachet d'incompréhensibilité.

Dans les *Poèmes Saturniens*, Verlaine a été « un sévère rimeur, scrupuleux des règles, des codes poétiques, des lois du rythme et de la rime [1] ». Le vers le plus fréquemment employé est l'alexandrin classique. Mais il utilise également les vers de dix pieds (*L'heure du berger*), de huit pieds (*Suburbe*), de sept (*La chanson des Ingénues*), de cinq (*Soleils couchants*), de quatre pieds (*Chanson d'Automne*), et chacun de ces rythmes convient parfaitement au sentiment qu'il s'agit d'exprimer.... Nous ne trouvons pas là ces vers impairs de treize, onze ou neuf pieds qu'il choisit pour les œuvres suivantes, leurs trouvant un charme qui n'est pas évident pour tout le monde, alors qu'en réalité ils ont perdu leur puissance rythmique, c'est-à-dire la principale de leurs qualités.

Un rapide coup d'œil sur les *Poèmes Saturniens* montre que le poète a généralement recherché la rime très riche. Citons *Chanson d'Automne* et *Çavitri*.

Dans cette œuvre de jeunesse se manifeste au suprême degré une qualité maîtresse de Verlaine : nous voulons parler de ce pouvoir merveilleux de renforcer l'expression de sentiments délicats par l'harmonie du vers. Celle-ci est faite du choix des mots, que, seul un musicien averti, — tel Verlaine, — peut réaliser; car leur sonorité doit éveiller chez le lecteur sensible un « état d'âme » plus ou moins vague, mais en rapport avec l'émotion chantée par le poète. L'harmonie est complétée par l'heureux assemblage des mots dans un rythme déterminé.

De la musique avant toute chose

I. B. LAZARE.

a dit, dans son *Art poétique*, Verlaine, soucieux de conserver à sa phrase son charme auditif. Il semble que les *Poèmes Saturniens* soient une illustration de cette théorie artistique. Pouvons-nous le démontrer mieux qu'en citant quelques vers :

> Sois langoureuse, fais ta caresse endormante,
> Bien égaux tes soupirs et ton regard berceur.
> Va, l'étreinte jalouse et le spasme obsesseur
> Ne valent pas un long baiser, même qui mente !
>
> (*Lassitude.*)

Relisez *Cauchemar*. Chaque strophe de *Marine* est un exemple d'harmonie imitative. Quelle mélancolie se dégage, selon le désir du poète, de *Soleils Couchants*, pourtant assez pauvre d'idées! La *Chanson d'Automne*, courte mélodie, a emporté les suffrages des critiques les moins bienveillants, grâce au charme musical de ses trois strophes :

> Les sanglots longs
> Des violons
> De l'automne
> Blessent mon cœur
> D'une langueur
> Monotone, etc.

Ces deux vers de *Monsieur Prudhomme* ne sont-ils pas délicieux?

> Que lui fait l'astre d'or, que lui fait la charmille
> Où l'oiseau chante à l'ombre, et que lui font les cieux?

Initium rappelle, par la texture de son vers, le rythme de la danse évoquée. Nous pourrions encore citer les quatre premiers vers d'*Il Bacio*, la première et la sixième strophe d'*Épilogue*.

De cette courte étude sur les *Poèmes Saturniens*, nous devons conclure, avec Jules Lemaître, qu'ils contiennent des « vers d'une douceur pénétrante, d'une langueur qui n'est qu'à lui, grâce au charme des sons, à la clarté du sentiment [1] ». Il ne nous est pas possible d'ajouter, avec le critique : « et à la demi-obscurité des mots », car nous ne trouvons guère cette obscurité dans les *Poèmes Saturniens*, mais seulement dans les derniers livres de Verlaine.

Après l'alcool.

A partir de 1874, c'est-à-dire depuis l'apparition des *Romances sans paroles*, toute l'œuvre de Verlaine se résume dans l'expression des trois sentiments qui l'agitent : sentiment religieux, sentiment érotique, douleur d'un amoureux déçu. Sa poésie devient donc entièrement subjective. Ce sont ses malheurs conjugaux, sa passion mystique, son ardeur sexuelle, qu'il chante. Il ne trouve pas, en dehors de ce thème étroit, matière à disserter; il ne ressent plus d'émotions autres que celles qu'il doit à la satisfaction ou à la non-satisfaction de ses instincts. Cette restriction dans le champ de la pensée, ce déficit de sentiments, ne sont-ils pas déjà le signe d'une véritable déchéance psychique? Puis la mémoire faiblit, l'imagination reproductrice et créatrice fait défaut, l'association des idées n'intervient plus pour relier entre elles les quelques idées qui subsistent encore, le jugement s'obscurcit, le raisonnement

1. Lemaître, *Les Contemporains.*

s'altère, pour disparaître enfin. C'est la ruine intellectuelle!

Évidemment, cette déchéance nous apparaît bien plus profonde, irrémédiable, dans les toutes dernières œuvres. Mais nous avons voulu la saisir à son début, dans un livre où il faut en rechercher avec soin les diverses modalités, pour être sûr de la reconnaître.

AMOUR.

Amour fut, parmi les recueils de Verlaine, un des plus appréciés par la critique de son temps. Disons tout de suite que cette admiration « en bloc » nous paraît quelque peu injustifiée, car le livre contient des pièces de valeur bien inégale. Il fut écrit de 1873 à 1886, c'est-à-dire à des périodes différentes de la vie du poète, et nous avons dû, pour tirer de notre étude des conclusions certaines, rechercher les dates de composition de la plupart des poèmes. En 1873, Verlaine écrit, dans sa cellule, *A Mme X...*; en 1875, *Écrit en 1875*; de 1875 à 1878, *Prière du matin*, *Bournemouth*. Ces premières pièces ne peuvent donc accuser l'influence de l'alcool. En 1878, il donne *Un veuf parle*; en 1879, *Il parle encore*; en août 1880, *Un crucifix*; en 1881, *A Léon Valade*, *A propos d'un centenaire*, *A Victor Hugo*; postérieurement à 1881, *Un conte*, *Lélinois*, *There*; en 1886, *Adieu*.

Il n'est pas sans intérêt de comparer l'expression d'un même sentiment — ici, c'est le sentiment religieux qui domine — chez Verlaine sobre et chez Verlaine intoxiqué. C'est, nous semble-t-il, le meilleur moyen de reconnaître les perturbations de son travail psychique.

Dans *Amour*, il ne faut pas compter trouver autre chose que la notation des sentiments très simples de Verlaine : la plupart des poèmes ne contiennent qu'une invocation religieuse, mitigée par les profanes regrets que lui inspire la mort de Létinois.

« *Amour* », *avant l'alcool*. — La pensée, dans *A Mme X...* est un peu fruste : le poète envoie à sa femme, dont il est séparé, une fleur, en souvenir d'une rose qu'elle lui avait donnée autrefois. Dans *Écrit en 1875*, il célèbre la solitude apaisante de la prison de Mons, qui lui a valu sa conversion; il chante les douces heures de méditations et d'étude, l'âme en paix, loin de la foule et de la stérile agitation du monde. Le sentiment, tout concentré qu'il soit sur un sujet un peu étroit, est puissant, clair et bien exprimé. Il en est de même dans *Prière du matin*, cantique éploré qui rappelle sous tous les rapports ceux de *Sagesse*. Le poète s'y montre croyant très fervent. Il est difficile de ne pas être frappé par le ton de sincérité de ces litanies, que n'ont pas désavouées les catholiques les plus austères. On ne saurait se faire plus humble, plus soumis que Verlaine sollicitant la grâce divine; on ne saurait renoncer avec autant de repentir à toutes les joies du cœur, aux satisfactions de l'esprit et des sens :

> Ah! tuez mon esprit, et mon cœur et mes sens!
> Place à l'âme qui croie et qui sente et qui voie
> Que tout est vanité fors elle-même en Dieu!

Bournemouth est, en partie, une description de paysage, d'ailleurs fort réussie. Verlaine aperçoit la petite cité avec les yeux d'un peintre. Mais cette description n'est pas l'unique raison d'être du morceau; elle ne fait que précéder et provoquer le développement de la pensée mystique; la comparaison est jolie, du superbe décor qu'envahit progressivement la nuit, avec l'âme que guette l'Enfer. *Bournemouth*, à notre avis, équivaut aux meilleures pièces de *Sagesse*. Orientée du côté religieux, la sensibilité la plus raffinée s'épanche en un lyrisme de bon aloi.

« *Amour* », *après l'alcool*. — On éprouve une certaine difficulté à percevoir le fond de la pensée dans *Un veuf parle*. On entrevoit confusément que le poète, qui souffre de se voir séparé de deux êtres toujours chers, s'inquiète de leur sort, et se désespère en les voyant entraînés fatalement par la destinée. Les délicates comparaisons des 1re et 2e strophes ne parviennent pas à dissiper cette impression d'obscurité, de flou dans la pensée. On pourrait croire que l'auteur raconte un de ses rêves. Mais cette imprécision est encore plus manifeste dans *Il parle encore*. Ce poème est presque totalement incompréhensible. Verlaine a-t-il dans l'esprit des sentiments bien nets? En tout cas, il n'y paraît guère. Il faut faire un effort intense de réflexion pour arriver à déchiffrer quelques vers, à deviner des bribes d'idées. Cela rend la lecture très peu agréable. Certaines comparaisons, telles que celles de la 5e strophe, furent sans doute claires pour l'auteur; elles nous paraissent franchement incohérentes. Si le poète a voulu exprimer une idée nette, il a oublié, dans ces six strophes, de nous donner l'explication capable de nous éclairer sur ses intentions. Nous avons cru, dans la 1re strophe, comprendre que la société l'oblige à mener le dur combat pour l'existence. La 2ᵉ strophe semble une charade; nous n'avons pu en deviner la solution. Les 5ᵉ et 6ᵉ strophes manifestent un trouble profond de l'association des idées chez leur auteur; il n'y a pas de liaison dans la notation successive des idées; le moins qu'on puisse dire est que ce décousu frappe étrangement et désempare le lecteur. Il semble que le poëte ne compose plus que par une sorte de vitesse acquise, qui lui fait ressasser indéfiniment les vagues réminiscences d'idées qui subsistent dans son esprit. Le vieux précepte :

> Ce que l'on conçoit bien s'énonce clairement.

nous paraît de mise ici.

Un crucifix est le fruit d'une longue contemplation, dans une église d'Arras. La pensée est simple, bien en rapport avec la vision qui l'inspire. *Un Conte* est un cantique à la Vierge, qui semble assez médiocre, si on le compare à *Écrit en 1875* ou à la *Prière du matin*. Verlaine renie la chair et son athéisme passé; il livre son âme à la Vierge : voilà le thème des vingt strophes. Nous verrons plus loin qu'il use d'un style fort incorrect.

Dans (I) de *Lucien Létinois*, le sentiment est profond, bien exprimé : le poëte offre une sincère douleur en holocauste à Dieu. Dans la pièce suivante, au contraire, la pensée paraît recherchée et obscure. Le sentiment, dans (V), redevient puissant : Verlaine célèbre, en termes d'un lyrisme élevé, sa puissance affective, que n'ont pas altérée les désillusions, l'indifférence, le mépris et la haine. (VIII) manifeste une incohérence totale de la pensée. Les 3e, 4e et 5e strophes ne correspondent nullement au sujet, d'ailleurs médiocre, de la pièce; les images y sont fort hasardées; il semble que l'auteur ait rassemblé au hasard de son rêve ou d'une association d'idées dévergondée, les idées fumeuses, bizarres, qui surgissent chez lui, sans qu'il ait jamais eu l'intention ou la possibilité de les soumettre au contrôle de sa raison.

La pièce (X) se résume dans l'admiration pour Létinois patinant! On peut se demander si un tel sujet est digne d'être traité en poésie, surtout avec les termes emphatiques qu'affectionne Verlaine. La pensée, dans (XI), est plutôt mystérieuse; il faut la rechercher; on peut supposer que le morceau est le récit d'une promenade à la campagne avec Létinois, agrémenté par quelques accessoires, *Cendrillon*, *Peau d'Ane*, etc., que son imagination lui fournit. Il prouve, en tout cas, que l'auteur était sensible aux beautés rustiques. Nous verrons, plus loin, que l'incorrection de l'expression gâte le poëme. (XVI) est une lamentation : Verlaine, fataliste, croit que la mort de Létinois est une punition envoyée par le ciel; le morceau entier repose sur cette base fragile.

There est incompréhensible. On ne retrouve pas l'idée directrice qui a guidé l'auteur. On ne voit pas pourquoi le souvenir d'*Angels* l'obsède à un tel point. Les 4e et 5e strophes sont restées absolument mystérieuses pour nous. Nous n'avons pas aperçu le rapport — sans doute bien mince — que Verlaine établit entre Angels, ses propres péchés, et la grâce qui passe. C'est dire que, si un sentiment est exprimé dans cette poésie, il nous est resté totalement étranger.

Adieu nous révèle l'existence, chez « Pauvre Lélian », de la haine et du mépris que, de temps à autre, il voue à sa femme. Il les exprime platement, et ces premières Invectives sont bien peu touchantes. Un orgueil démesuré perce à la fin :

> J'étais, je suis né pour plaire aux nobles âmes !

Dans *Amour*, l'imagination créatrice fait presque totalement défaut à Verlaine. On l'entrevoit à peine sous forme de comparaisons, quelquefois gracieuses, plus souvent lourdes et choquantes, éparpillées dans l'intérieur du poème. Il réussit beaucoup mieux dans la description des choses vues. *Écrit en 1875*, *Bournemouth* en sont une preuve. Mais ce n'est là qu'un à côté de son esprit, sur lequel nous ne pouvons insister.

Le fond du poème, chez Verlaine, reste à peu près toujours semblable, quel que soit le degré de son alcoolisation ; il est constitué par le développement de sentiments très simples : ardeur érotique, sentiment religieux, désespoir d'amoureux déçu ou d'ami auquel la mort a ravi l'âme chère. Seulement, le mode d'expression, qui fait du poème un chef-d'œuvre, ou une page de rimes banale et insipide, varie. Nous venons de constater que la sensibilité exquise du poète a manifestement décru ; il n'a plus ce raffinement sentimental qui fait le charme des *Fêtes Galantes* ou de *La Bonne Chanson* ; sa poésie n'est plus capable d'éveiller en nous tout un monde d'émotions, greffées sur l'émotion première qui forme le sujet du morceau ; elle demeure impuissante à nous faire vibrer. Le poète n'a pas atteint son but !

Nous allons percevoir, dans *Amour*, les traces d'un laisser-aller, d'une impuissance dans l'exposition des sentiments, qui ne nous permettent pas de douter de l'action néfaste de l'alcool sur le travail psychique de l'auteur. Nous abandonnons résolument l'examen des quelques pièces antérieures à 1878, et ne pouvant, par conséquent, témoigner de l'influence du toxique. D'ailleurs, dans *Écrit en* 1875 [1] et dans *Bournemouth* [2], nous n'avons trouvé que peu d'erreurs de langage. *Prière du matin* en contient un peu plus.

Dans les poèmes postérieurs à 1878, les incorrections se font plus graves et très fréquentes. *Il parle encore* nous en montre déjà une forte quantité. Verlaine s'autorise toutes les licences poétiques : il est évidemment si facile, lorsqu'on ne peut arriver à construire correctement sa phrase pour la faire entrer dans un vers, de la déformer, d'en modifier à son gré les différents éléments, — au risque de violer toutes les règles de la syntaxe, — de changer le sens des mots (mais, souvent, c'est involontaire chez le poète), d'en créer de nouveaux, pour arriver au résultat désiré! Nous lisons ainsi :

« Alors nous, *que le dire?* » (2e str.)
« Et l'appelle aux prés *qu'il ne faut pas* » (6e str.)
« Donnez-lui de n'aller *qu'en vos pas* » (6e str.)

Verlaine crée un néologisme : « bouchette ». (5e str.)

1. Voyez *Rayon* (ici) (vers 31).
2. Voyez

... Cimetière
Qui s'étage bercé d'un vague nonchaloir (2e str.)
Ville couronnée de nuit tombante (7e str.)

Dans *Un crucifix*, on trouve certaines phrases qui dénotent un laisser-aller manifeste.

> « Celui qui la fit doit... s'être éteint dans la victoire
> D'être un bon ouvrier. »

Il est parlé également du « *scrupule empêcheur... d'aimer et d'espérer* ».

Nous avons déjà jugé *Un Conte* au point de vue de la pensée. Au point de vue de l'expression, la pièce n'est guère meilleure. Verlaine commence à abuser des interjections : par exemple : « hélas! ». Les « et », les « ô », les « puis », les « enfin » reviennent avec une fréquence remarquable. Nous trouvons le même défaut dans les autres poèmes, et, — combien amplifié! — dans les œuvres suivantes. La phrase, ici, est banale, quelconque. La tournure est le plus souvent vulgaire. Verlaine écrit sans doute comme il cause, et souvent comme parlerait un individu qui ignorerait sa langue. Voici un exemple :

> « Et comme un forçat *qui remâche une vieille chique*
> Il aimait *le jus flasque de la mécréantise* » (8ᵉ str.)

Il est question, dans le morceau, de vices ayant une « *odeur rance et renfermée* », et qui « *lèveraient le cœur à des sauvages* »; d'une « *race d'égout et de fumée* » (11ᵉ str.); de la « *profondeur monstrueuse* d'un épiderme » (7ᵉ str.); d'un « *temps bête, dont l'esprit consiste à boire de la bière* » (12ᵉ str.); du « *sanctuaire de sa cervelle!* » (14ᵉ str.); d'une « *horreur fadasse* » (17ᵉ str.); de la « *lèvre des petits exégètes de l'incroyance* » (19ᵉ str.); des « *grains enflammés du Rosaire* » (20ᵉ str.). On lit encore :

> « De ces provinciaux *cent fois plus pires* » (10ᵉ str.)
> « Il avait gardé *comme qui dirait la mémoire*
> *D'avoir été ces petits enfants* que Jésus aime. » (13ᵉ str.)
> « Avait-il, et c'est *vraiment plus vrai que vraisemblable*. »
> (14ᵉ str.)
> « Malgré *tout son vice et tout son crime et tout le reste*. » (15ᵉ str.);

« *En comparaison d'un monde autour* que Dieu déteste. »
(15e str.);

« *Ce grand pécheur eut des conduites Folles à ce point d'en
devenir* trop maladroites, Si bien que les *tribunaux s'en mirent,
— et les suites*! » (16e str.); « O qu'il fut heureux, *mais là promptement.* » (18e str.)

Dans *Lucien Létinois*, nous retrouverons les mêmes
imperfections.

Compréhensibilité. — Il n'est pas toujours facile de
saisir le sens des vers : La 5e strophe de (I) est un pur
galimatias. Quel est ce « bois chaste » dont parle le poète
à la 1e strophe de (II)? Qu'est-ce que « ma sœur, la femme,
dévaste »? (1e str.). Que veut dire :

> « La nuit *croissait avec le jour
> Sur notre vitre et sur notre âme?* » (3e str. de VIII).

Qu'est-ce qu'un *tourment délicieux, un éclair qui
serait gracieux, une vitesse en route?* (3e et 4e str. de
X). Quel est ce *bon coin où se coupe la soupe?* Que veut
dire : *A l'époque d'être au moment d'être un homme?*
(5e str. de XVI). Les deux derniers vers de la 3e strophe
d'*Adieu* ne sont pas clairs.

Images. — Les images sont souvent bizarres. Qu'est-
ce que cet *amour qu'étreint la luxure infâme?* (3e str. de
VIII). Comment une bougie semblait-elle *un reproche
muet?* (4e str. de VIII).

Style. — Le français utilisé par le poète est loin d'être
le plus pur. Nous devrions citer presque tout *Amour*,
si nous désirions donner tous les exemples de ce négligé
dans l'expression! Dans une seule pièce, II, de *Lucien
Létinois*, nous lisons : *Un loup... qui n'en peut plus*
(1re str.); *l'argent m'entoure* (2e str.); *Ça dure* (2e str.);

la mort pose sur moi sa patte (3e str.). Nous pourrions continuer ainsi longtemps.

Mais, bien souvent, la phrase n'est pas seulement vulgaire; elle devient grammaticalement incorrecte, ou argotique. Voici quelques exemples :

> *J'en étais comme un mort.* (2e str. de VIII.)
> *Jésus né rien que pour nous.* (6e str. de VIII.)
> « *S'élançant qu'impétueusement*
> *K'arrivant si joliment.* » (1re str. de X);
> « *Il restait comme invisible.* » (4e str. de X);
> « *Nous joignons l'auberge, esquintés.* » (6e str. de XI);
> « *Où voici que je tombe.* » (2e str. de XVI).

Nous ne pouvons citer tous les exemples !

Assonance. — Verlaine est un grand amateur de l'assonance à l'intérieur du vers. Nous ne doutons pas que celle-ci soit amenée par un jeu inconscient de l'esprit, identique à celui qui, chez certains poètes, crée la rime avant que la signification du vers qui doit la renfermer soit trouvée. Mais, chez Verlaine, l'assonance reste souvent indépendante du sens de la phrase; c'est un plaisir auditif, uniquement. Quelques exemples illustreront cette assertion :

> « *K'arrivant si joliment vraiment* » (1re str. de X);
> « *Au cœur disait : meurs ou demeure* » (1re str. de XI);
> « *Le bon coin où se coupe et se trempe la soupe* » (6e str. de XI).
> Dans *A propos d'un centenaire*, « mystique » et « mythique » sont réunis du fait d'une sonorité identique. Dans (XI), « fleur des champs » appelle « fleur des gens », et cela produit un jeu de mots que Nordau a qualifié d' « inepte ».

Remplissage-Chevilles. — Le remplissage, dans le vers, ou dans la strophe, est souvent trop apparent :

> « Et le tour et le tour » (V);

« J'aurais dû, j'aurais dû » (XVI).

Quelquefois, il apparaît sous forme de chevilles :

« Anges! jours déjà loin, soleils morts, flots taris. » (3e str.
de There);

« O la simplicité primitive, elle encor! » (6e str. de There).

Le Vers. — Dans *Écrit en* 1875, *Prière du matin,
Bournemouth,* le vers employé est l'alexandrin. Le vers
de douze pieds est également utilisé dans *Un Crucifix,
A propos d'un centenaire,* certains morceaux de *Lucien
Létinois, There.* On trouve le vers de huit pieds dans
Un veuf parle, certains fragments de *Létinois.* Puis
viennent les rythmes impairs : le vers de neuf pieds
(*Il parle encore, Létinois* X), de onze pieds (*Létinois
XVI, Adieu*), de treize pieds (*Un conte*). Il suffit de
lire ces poèmes pour apprécier à leur juste valeur les
qualités auditives de ces vers impairs. Voici les réflexions
qu'ils suggèrent à Jules Tellier [1] :

> Comme le poète est agité toujours, il préfère aux vers de
> nombre pair, plus solides et plus calmes, ceux de nombre
> impair, dont l'allure a je ne sais quoi de dévié et de troublé.
> Il aime surtout le vers de onze syllabes et celui de treize, qui
> ne sont point rythmiques en eux-mêmes, qui n'existent, si
> je puis dire, que par allusion à l'alexandrin.... Le vers de
> onze syllabes est... inquiet, tressautant, admirablement propre
> à exprimer les inquiétudes sensuelles.... Le vers de treize
> syllabes est un alexandrin allongé, abandonné, et, si l'on osait
> dire, vautré. Il exprimera merveilleusement l'espèce d'abandon
> où l'on se plaît après les excès des sens.

Camille Mauclair dit, à son tour :

> Verlaine osait des vers de treize pieds, et affectionnait les
> vers impairs, parce qu'il avait l'oreille délicieusement musicale
> et qu'il était séduit par certains rythmes et certaines dissonances

1. J. TELLIER, *Nos poètes.*

Nous nous refusons à entrer dans des considérations d'ordre purement littéraire sur la technique poétique; mais nous pensons avoir le droit d'affirmer que nous avons été désagréablement impressionné, à la lecture de ces rythmes étranges.

Nous nous gardons d'insister sur les autres particularités de la composition poétique chez Verlaine; signalons cependant la fréquence des rejets, coupant souvent la phrase d'une façon extraordinaire :

« A celui sur
Le cœur de qui, Dieu fort, sévit cette faiblesse » (1ʳᵉ str. de I).

Harmonie du vers. — Il semble que la puissance musicale du vers, qui ajouta un grand charme aux premières œuvres de Verlaine, soit la moins atteinte de ses qualités poétiques. Dans certaines pièces, nous la voyons subsister, alors que toutes les autres ont disparu. Le phénomène paraît, d'ailleurs, normal ; nous savons que l'alcool altère en premier lieu, chez l'être humain, les facultés les plus hautement différenciées, celles qui manifestent le plus grand perfectionnement psychique. Tout ce qui est instinct, — l'instinct musical, entre autres — est respecté plus longtemps.

Écrit en 1875, *Bournemouth* — surtout ce dernier morceau — contiennent des vers harmonieux, d'une cadence agréable. Nous avons apprécié surtout les 1ʳᵉ et 6ᵉ strophes de *Bournemouth*. Nous pensons avoir, en étudiant les *Poèmes Saturniens*, suffisamment dégagé les raisons de ce charme particulier du vers de Verlaine.

Dans *Prière du matin*, la phrase souvent tortillée, des mots résonnant désagréablement, l'emploi continu du passé défini (vous préparâtes, vous mourûtes, etc.) rendent la lecture plus décevante. Il faut reconnaître, aussi, que le sujet des plus sévères ne se prêtait guère à une débauche de strophes musicales.

De beaux vers se retrouvent dans *Un veuf parle*, I, X, XI de *Lucien Létinois*. Mais, dans le reste du livre [1], quelle déchéance! Souvent on croirait lire de la prose : « Devantures, chansons, omnibus et les danses » (1re str. de *There*).

La phrase est tortillée, hachée, coupée d'incidences, d'apartés, d'interjections, qui détruisent toute cadence. Il semble que Verlaine se soit empressé d'enfermer dans l'intérieur de la phrase les idées fugitives qu'une association des idées désordonnée lui fournissait. R. de Gourmont dit très justement :

Il acheva de désarticuler le vers romantique, et l'ayant rendu informe, l'ayant troué et décousu pour y vouloir faire entrer trop de choses, toutes les effervescences qui sortaient de son crâne fou, il fut, sans le vouloir, un des instigateurs du vers libre.

Conclusion. — Qu'avons-nous trouvé, en étudiant *Amour*? Dans la plupart des pièces écrites après 1878, l'imagination reproductrice et créatrice fait défaut, l'association des idées n'intervient plus pour relier entre elles les quelques idées qui subsistent encore, le jugement s'obscurcit, le raisonnement s'altère, pour disparaître enfin. Les sentiments deviennent peu nombreux; ce sont les plus élémentaires qui persistent. Dans le

[1]. Se reporter à : *Il parle encore, Un crucifix, Un conte*, II, V, VIII, XVI de *Létinois, There, Adieu*, etc.

style se manifeste le laisser-aller le plus caractéristique. Le vers perd sa qualité fondamentale, l'harmonie.

Pourtant, certaines pièces postérieures à 1881 [1] paraissent supérieures sous tous les rapports à leurs devancières immédiates (1878-1881), composées au moment de la reprise des habitudes alcooliques. Nous supposons qu'elles furent écrites à l'hôpital, pendant un de ces jeûnes forcés qui amélioraient passagèrement l'état mental de « Pauvre Lélian ».

L'intelligence et l'alcool.

Quelles sont, d'après les observations cliniques, les modifications intellectuelles que l'on constate chez les alcooliques chroniques?

C'est peut-être, au début, moins un affaiblissement qu'un affaissement intellectuel, une apathie, une lourdeur, une indifférence de l'intelligence qui devient obtuse et hébétée, et fonctionne avec peine et lenteur.... La conception intellectuelle est plus lente, plus obtuse; la conversation plus difficile; l'alcoolisé paraît chercher ses idées;... il semble avoir de la peine à élaborer l'idée qu'il veut émettre. C'est, en un mot, plutôt une torpeur intellectuelle qu'un véritable affaiblissement; les facultés perceptives sont comme engourdies; l'attention est plus difficile à éveiller et à soutenir; la réflexion plus pénible, plus difficile et plus lente à se produire.... Mais, au bout de quelque temps, le fonctionnement intellectuel finit par diminuer réellement. La mémoire devient lente, paresseuse, infidèle, puis se perd, d'abord pour les faits récents, ensuite pour les faits anciens. La mémoire des mots se trouble et s'affaiblit; l'alcoolisé a de la peine à trouver les mots, les expressions propres, les noms des choses.... Puis l'alcoolisé ne parvient

1. Par ex. I-V de *Lélinis*.

bientôt plus à suivre convenablement une conversation un peu compliquée; il n'en saisit plus ni les suites, ni les déductions; tout raisonnement lui est difficile; le jugement devient moins sûr et s'obscurcit, puis se perd; l'association des idées se trouble, l'imagination s'éteint, les idées elles-mêmes finissent par disparaître, et les mots manquent pour exprimer celles qui pourraient encore persister »

Ainsi, l'attention, la mémoire, le raisonnement, le jugement, l'association des idées, l'imagination sont atteintes chez le buveur banal : Toutes ces facultés deviennent déficientes, en bloc, et le malade est ramené, en somme, à un niveau intellectuel inférieur à celui où la nature l'avait placé. N'avons-nous pas constaté des phénomènes semblables chez Verlaine?

I. *Mémoire* : A) *Des faits*. — Il eut, en 1874, dans la prison de Mons, « des lacunes de mémoire et des absences » [1]. Le poète n'accusa cette amnésie qu'en 1874; mais n'en souffrait-il pas auparavant? L'absinthe, nous le savons, a coutume de la produire.

B) *Des mots*. — Verlaine, dans ses premières œuvres, manifeste quelquefois une impropriété dans le choix des mots que les critiques [2] attribuent justement à son ignorance de leur sens étymologique, due à une connaissance imparfaite de la langue. Plus tard, ces erreurs se sont tellement multipliées, sont devenues tellement grossières, que nous ne pouvons plus leur reconnaître la même origine. Il faut songer, non plus à une ignorance de la valeur des termes, mais à une perte de la mémoire des mots, engendrée par l'alcool.

1. LENTZ.
2. LEPELLETIER.
3. LEMAITRE, Dormie.

II. *Imagination* : A) *Créatrice*. — Une imagination assez vive se déploie dans les *Poèmes Saturniens*, les *Fêtes Galantes*, les *Romances sans paroles*, et même dans *Sagesse*. Puis, dans les autres recueils, elle fait totalement défaut : en dehors de ses propres douleurs, de ses aspirations religieuses ou érotiques, le poëte ne connaît plus rien, il n'est plus capable d'inventer, de créer des fictions. Ses *Nouvelles* accusent, plus encore que sa poésie, cette insuffisance de l'imagination; si l'on en excepte celles qui ont un caractère auto-biographique [1], elles ne renferment aucun de ces détails qui font paraître vivante l'œuvre, qui donnent au lecteur l'illusion du « vécu », du réel.

B) *Reproductrice*. — L'imagination reproductrice est bien supérieure. Verlaine est un fin observateur; nous avons vu que, chez lui, la perception est bien développée. Il utilise parfaitement les matériaux ainsi rassemblés : « Il réussit à merveille les descriptions humouristiques des sites aperçus, des paysages parcourus, des intérieurs visités, et des gens rencontrés [2]. » Le biographe cite, pour illustrer son assertion : *Mémoires d'un veuf*, *Quinze jours en Hollande*, *Croquis londoniens*.

III. *Association des idées*. — L'association des idées est, chez lui, à la fois affaiblie dans son intensité et pervertie dans son jeu. Elle est affaiblie, car elle ne lui apporte plus, au cours de son travail, qu'une quantité insuffisante de matériaux. L'expression de ses sentiments s'en ressent; cette gêne dans le développement

---

1. Par ex. *Pierre Duchâtelet*.
2. LEPELLETIER.

de sa pensée le fait paraître, dans certaines pièces d'*Amour*, constamment à court de souffle.

Mais — c'est pour Verlaine un moyen de remédier au défaut précédent, — l'association des idées est surtout troublée dans son fonctionnement. Le poëte la laisse travailler à sa guise, sans songer à en refréner les excès. On lui a souvent reproché son « défaut de liaison dans la notation successive de ses sentiments et de ses sensations ». A de nombreuses reprises, nous avons fait remarquer que, dans *Amour*, il s'écarte de ce qui nous a paru être le sujet du morceau ; une idée s'introduit en étrangère dans la pièce. L'esprit critique, ignorant du travail inconscient qui s'est opéré dans le cerveau de l'auteur, ne saisit pas les rapports qui peuvent exister entre deux idées successives. Ces rapports, Verlaine, ne les connaît pas lui-même : ils sont indépendants de tout raisonnement.

Il faut relire le récit de l'entrevue de Verlaine avec Byvanck, que nous avons reproduit en partie, au cours de cette étude. L'interviewer laisse parler son interlocuteur, sans l'interrompre. Et l'on voit, par le mécanisme très apparent, ici, de l'association des idées, le passage subit d'une idée à une autre : ce sont autant de petits discours différents que fait Verlaine, en laissant son esprit errer librement.

Jugement. Raisonnement. — Jugement et raisonnement sont absents, chez Verlaine. L. Tailhade lui reconnaît « une intelligence d'adolescent ou de femme ». C. Mauclair dit, en parlant de lui : « Il ne lisait guère, et sa mentalité était fort simple. » Cazals, compagnon des dernières années, nous fait savoir qu'il acceptait

assez volontiers les « théories outrancières et paradoxales ». Deschamps reconnaît son « inaptitude à rai-
sonner ». Fontainas dit, plus insidieusement, mais aussi
cruellement : « D'une ingéniosité capricieuse, sa pensée
jamais ne s'éprit d'hypothèses constantes et de théories. »

Nous ne pouvons rechercher dans son œuvre les variations du raisonnement : il y est inexistant. Verlaine,
répétons-le, n'est qu'un rêveur émotif...

Les sentiments chez Verlaine.

> ... Ton cœur dévoilé
> Tant d'amour de toutes et de tant tendresses,
> Tant de musique éparse au printemps de leur cœur,
> Tant de baisers échangés aux jardins de l'aurore,
> Tant de naïveté vive et de naïveté profonde,
> Tant d'aise triomphal et tant d'heureux détours...
>
> (Gustave Kahn)

En commentant, une par une, les différentes pièces
de plusieurs recueils, nous avons recherché et analysé
longuement les sentiments chez Verlaine. Nous avons
pu reconnaître l'exactitude des paroles de Ch. Maurras :

« Dans son œuvre..., c'est la suite de ses émotions qui
le mène. Elle s'impose à lui ; elle se réfléchit tout entière
en ses vers, ceux-ci ne font qu'en imiter les mouve-
ments et les décrire [1]. » J. Lemaître, complétant l'opinion de Maurras, caractérise encore mieux la poésie
— celle des premiers livres — de Verlaine :

Imaginez quelque chose d'aussi spontané, d'aussi gracieu-
sement incohérent, d'aussi peu oratoire et discursif que certaines
rondes enfantines et certaines chansons populaires, des séries
d'impressions notées comme en rêve (impressions très fines,

[1]. MAURRAS, *Verlaine, les époques de sa poésie.*

très délicates et très poignantes).... Bref, une poésie sans pensée, à la fois primitive et subtile, qui n'exprime point des suites d'idées liées entre elles (comme fait la poésie classique), ni le monde physique dans la rigueur de ses contours (comme fait la poésie parnassienne), mais des états d'esprit où nous ne nous distinguons pas bien des choses, où les sensations sont si étroitement unies aux sentiments, où ceux-ci naissent si rapidement et si naturellement de celles-là qu'il nous suffit de noter nos sensations au hasard et comme elles se présentent pour exprimer par là même les émotions qu'elles éveillent successivement dans notre âme.

Nordau, en reconnaissant au poète la faculté d'exprimer des « dispositions d'âme », définit le terme :

Ce mot indique un état dans lequel la conscience, par suite d'excitations organiques qu'elle ne peut percevoir directement, est remplie de représentations uniformes qui sont plus ou moins clairement élaborées et se rapportent toutes, sans exception, à ces excitations organiques inaccessibles à la conscience. Le simple alignement de mots qui désignent ces représentations associées ayant leurs racines dans l'inconscient, exprime la disposition d'âme, et peut éveiller celle-ci chez un autre. Il n'est pas besoin d'une idée fondamentale, d'un exposé progressif qui développe cet état d'âme.

Avons-nous constaté la persistance, chez Verlaine, de ce pouvoir de vibrer sous les influences les plus minimes et de nous faire vibrer à sa suite? Nous croyons pouvoir affirmer le contraire. A mesure qu'il vieillit et qu'il s'intoxique, ses sentiments deviennent de moins en moins nombreux, bornés à ceux que des instincts impérieux laissent subsister chez lui. Mais il ne paraît plus accessible aux sentiments délicats que des sensations raffinées éveillaient auparavant dans son âme. Il n'est plus « le poète des frissons sensuels et spirituels »; sa poésie n'est plus « toute en nuances[1] ».

1. Fr. Coppée.

VIII

VERLAINE DESSINATEUR

Verlaine, doué d'un réel talent pour le dessin, se plaît
à illustrer ses manuscrits et sa correspondance avec des
croquis faits à la plume. En quelques traits, il campe
sur un papier quelconque un paysage, un portrait d'ami,
ou une caricature [1]. Laissons M. Félix Régamey apprécier la qualité de son œuvre artistique : « De science,
aucune; nulles fioritures; rien d'inutile. Chaque coup
porte, comme chez les maîtres japonais, où tout est
accent, jusque dans le plus petit trait, et concourt à
l'effet d'ensemble. »

Mais le critique autorisé ne tarde pas à remarquer
que les dessins de son ami sont de valeur bien inégale :
« Les dernières années de Verlaine ne semblent pas avoir
été favorables au développement de sa verve artistique.
Elle devient chancelante.... Ce ne sont plus ces croquis

----

1. Citons, par ex. : les trois du dîner des Vilains Bonshommes,
Portraits de Leconte de Lisle, d'Auguste Vacquerie, de Rimbaud,
Verlaine magistrat, Verlaine président du Sénat, Verlaine député.

au trait ferme et incisif de jadis; ceux qu'il mêle à l'écriture de ses lettres sont quelconques. » Cet amoindrissement de sa puissance créatrice, qui se manifeste aussi bien chez le dessinateur que chez le poëte, coïncide avec le développement progressif de son intoxication; les deux phénomènes semblent bien liés par un rapport de causalité.

IX

CONCLUSIONS

L'étude du cas mental de Verlaine, envisagé dans ses rapports avec le développement de l'intoxication alcoolique chez le poëte, offre le plus grand intérêt :

1° Elle permet d'expliquer la plupart des événements de sa vie, et évite ainsi de disserter longuement et vainement sur leurs causes probables. Verlaine n'est plus l'être mystérieux qui déroute les patientes et minutieuses recherches psychologiques; il n'est qu'un homme — génial, certes! — mais seulement un homme; et, comme tel, il est soumis aux lois psycho-pathologiques qui régissent ses pareils. Point n'est besoin, pour expliquer sa mentalité, de recourir à de complexes et souvent paradoxales théories. Il pense et agit comme penserait et agirait tout individu placé dans des conditions semblables, soumis aux mêmes influences, — souvent pathologiques.

2° Verlaine est un dipsomane, entraîné invinciblement vers la boisson par une prédisposition, sans doute héréditaire. La connaissance de ce fait pourrait servir à élucider la question de la responsabilité chez lui, et, par conséquent, à éviter bien des jugements téméraires.... Pour notre part, nous nous sommes soigneusement gardé d'aborder ce point particulier, étranger au but que nous poursuivons, et sur lequel, d'ailleurs, juristes et médecins, parlant un langage différent, ne s'entendent point...

3° Verlaine résiste très bien, physiquement, à l'action du toxique. C'est un fait d'observation courante, chez le dipsomane, Pourtant, le poison finit par avoir raison d'une constitution très robuste : le poète meurt d'une cirrhose alcoolique.

4° La plupart de ses facultés mentales sont atteintes par l'alcool.

I. Tantôt, la perturbation, passagère, se produit au cours de la crise impulsive dipsomaniaque, ou pendant la période dépressive qui lui succède fatalement ; c'est ainsi que l'on peut voir :

a) L'instinct de conservation disparaître momentanément ; le malade songe au suicide ;

b) L'instinct sexuel s'exacerber et se pervertir ;

c) Une émotivité morbide envahir le poète : une irritabilité excessive le rend coléreux, le pousse au crime, détermine chez lui des obsessions ; parfois, il éprouve une tristesse sans cause.

II. Tantôt, la perturbation est permanente ; elle est un effet de l'intoxication chronique produite par des crises dipsomaniaques subintrantes.

A. Le sens moral est le premier et le plus profondément atteint.

B. La volonté, — sans doute déjà faible chez lui, —

disparaît entièrement : le poète devient ainsi le jouet de son entourage et la victime de ses instincts.

C. Les inclinations sympathiques paraissent être respectées. Mais conservent-elles la même intensité? Il est permis de ne pas le croire.

D. Toutes les facultés intellectuelles, sans exception, déclinent.

E. Aucune faculté n'est exagérée par l'alcool.

5° Le Génie de Verlaine est essentiellement « d'ordre émotionnel ». On se tromperait étrangement en croyant trouver dans son œuvre la pensée profonde d'un savant ou d'un philosophe. Il est, avant tout, un être doué d'une sensibilité exquise, qui lui procure des émotions raffinées, inconnues des hommes vulgaires, des sentiments délicats et subtils. C'est tout cela que son vers nous communique, à nous qui ne sommes point poètes : il atteint pleinement son but en nous ouvrant des horizons nouveaux du cœur et de l'esprit.

6° Malheureusement, le poison n'épargne pas plus sa sensibilité morale qu'il ne respecte ses diverses facultés. Verlaine devient impuissant à nous faire vibrer, parce que son propre pouvoir de sentir s'est émoussé. La ruine sentimentale accompagne la ruine intellectuelle.... Ce furent, à n'en pas douter, deux esprits différents qui composèrent *Poèmes Saturniens, Fêtes Galantes, Sagesse* et *Amour, Bonheur, Élégies, Dans les limbes*. L'action de l'alcool sur Verlaine est donc semblable à celle qu'il aurait exercée sur tout autre individu. A ce point de vue, le Génie ne s'écarte pas de la norme.

7° Faut-il regretter cette déchéance profonde de

son Génie, produite par l'alcool? Sans doute, puisqu'elle nous prive des belles œuvres qu'il aurait conçues dans la pleine maturité de son esprit. Serait-il préférable que le poison eût exacerbé ses diverses facultés, exalté son pouvoir merveilleux de recueillir des sensations ignorées par tout autre, d'éprouver des sentiments inconnus jusqu'alors, et de nous les faire connaître? Nous ne le croyons pas. Il serait triste de penser que le Paradis où il nous entraîne est un « Paradis artificiel ».

BIBLIOGRAPHIE LITTÉRAIRE

(EN PARTIE D'APRÈS THIEME)

ABADIE (M.), *Sur un sonnet de P. Verlaine* (Revue indép., septembre 1895).

ALMÉRAS (H. d'), *Avant la gloire.*

BARRÈS, *Discours prononcé aux obsèques de Verlaine.*

BEAUJON (G.), *L'École symboliste.*

BEAUNIER, *La poésie nouvelle.*

BERRICHON (Paterne), *Verlaine héroïque* (Revue blanche, 1896).

— *La vie de J.-A. Rimbaud.*

BERSAUCOURT (Albert de), *P. Verlaine, poète catholique.*

BEUTIS (G.), *Verlaine et Racine* (Revue d'Art dramat., 1898).

BEVER (Van) et LÉAUTAUD, *Poètes d'aujourd'hui* (1880-1900).

BLOY, *Un brelan d'excommuniés.*

BONNAMOUR, *P. Verlaine* (La Plume, 1er juin 1885).

BRISSON (Adolphe), *Portraits intimes* (5e série).

— *La comédie littéraire* (1895).

BRUNETIÈRE (F.), *L'évolution de la poésie lyrique en France au XIXe siècle.*

— *Essais sur la littérature contemporaine.*

— *Nouveaux essais.*

BUNAND, *Petits Linulis.*

BYVANCK (W. G. C.), *Un Hollandais à Paris en 1891.*

— *P. Verlaine* (Revue polit. et littér., 1892).

CANAT, *Le sentiment de la solitude morale chez les romantiques et les parnassiens.*

CAREZ (F.), *Auteurs contemporains.*

CASTETS (H.), *Étude biographique sur P. Verlaine* (Revue encyclop., 25 janvier 1896).

CAZALS (F.-A.), *P. Verlaine, ses portraits* (Bibl. de l'Assoc., 1896).

CAZALS et LE ROUGE, *Les derniers jours de P. Verlaine.*

CLARÉTIE (Léo), *P. Verlaine* (La nouvelle Revue, 1900).

CLAUSSEN (Sophus), *Antonius à Paris* (Copenhague, 1895, en danois).

CLERGET (F.), *Verlaine et ses contemporains.*

CRODOMIR, *Verlaine en Allemagne* (La Plume, 1er janvier 1895).

COPPÉE (Fr.), *Discours prononcé aux obsèques de Verlaine.*

Correspondant (le) du 25 avril 1918, *P. Verlaine.*

COUCKE, *P. Verlaine* (Bruxelles).

— *Notes sur l'évolution littéraire.*

DIMERAIS (Henri), *Les œuvres attribuées d'Arthur Rimbaud.*

DELAHAYE (Ernest), *Verlaine.*

— *Rimbaud.*

— et CAZALS, *Pauvre Lélian* (Le Sagittaire, octobre 1900).

DELGOUR (l'abbé), *La religion des contemporains.*

Demain (revue) du 19 janvier 1895, n° spécial sur Verlaine.

DESCHAMPS (Gaston), *La vie et les livres* (3e série).

— *Le Temps* du 12 janvier 1896.

DISCAILLE, *Les derniers romantiques : Verlaine* (Revue indép., juillet 1894).

DONOS (Charles), *Verlaine intime.*

DOUMIC (R.), *Hommes et idées.*

— *Les œuvres complètes de Verlaine* (Revue des Deux Mondes, 1901).

— *Littérature et Dégénérescence* (Revue des Deux Mondes, 15 janvier 1895).

DULLAERT (M.), *Verlaine.*

DESONAY (Maurice), *Paul Verlaine* (Le Temps, 11 mai 1907).

ECHAUBRE (G.), *P. Verlaine peut* (Simple Revue, 1er février 1896).

Écho de Paris du 11 janvier 1896 : *La légende de Verlaine.*

— du 23 février 1896, *Un prisonnier.*

— du 19 août 1894, *A propos des « Invectives ».*

— du 23 janvier 1896, *Aux de l'An.*

— du 8 janvier 1893, *L'emploge Verlaine.*

ERNST (A.), *P. Verlaine* (La nouvelle Revue, 1891).

Ermitage (l') de février 1896, n° spécial sur Verlaine.

ESTIENNE (Robert), *L'influence allemande* (Lyon républic., 13 mars 1907).

EYLAC, *Verlaine à l'étranger* (Le livre et l'image, janvier 1894).

FAGUET, *Études littéraires* (XIXe siècle).

Figaro (le) du 10 janvier 1896, *Les funérailles de Verlaine.*

FONTAINAS (A.), *Verlaine* (Rev. nouvelle, mars 1896).

— *P. Verlaine* (Merc. de Fr., 1896).

FRANCE (Anatole), *Le lys rouge.*

— *La vie littéraire* (3e série).

— *Le Temps*, 18 avril et 13 novembre 1891.

— *Un poète à l'hôpital* (Le Temps, 22 février 1896).

France scolaire (la), n° 37, 1896, *Anecdotes et documents sur Verlaine.*

FRÉVES (Ch.), *Le stable et P. Verlaine* (La lyre universelle, décembre 1896).

GACHONS (Jacques des), *P. Verlaine et le symbolisme* (La Corneille, 12 octobre 1894).

GOFFIN (Le), *Verlaine* (Revue polit. et littér., 1896).

GOURMONT (Rémy de), *Le livre des masques.*

— (J. de), *Littérature* (Merc. de Fr., 1er novembre 1921).

GREGH (F.), *La fenêtre ouverte.*

GABON (F.), *Verlaine* (Revue de Paris, 1896).
Hommes d'aujourd'hui (les), Pierre et Paul.
— n° 244.
HURET, *L'enquête sur l'évolution littéraire*.
HUYSMANS (J.-K.), *A rebours*.
JOURDAIN (F.), *Les décorés. Ceux qui ne le sont pas*, Paris (1895).
KAHN (Gustave), *La vie mentale* (Revue blanche, 1896).
— *Symbolistes et décadents*.
— *Comme visite Verlaine* (Revue blanche, 15 février 1901).
— *Les œuvres posthumes de Verlaine* (Revue des Revues, 1902).
— *P. Verlaine* (Merc. de Fr., 1er janvier 1921).
LACAZE (G. de), *A Sainte-Clotilde* (Simple Revue, 15 février 1897).
LACHMANN, *P. Verlaine* (Entretiens polit. et littér., 10 décembre 1893).
LANTOINE (Albert), *P. Verlaine et Quelques-uns*.
LARROUMET, *Verlaine* (Vie contemp., 1er février 1896).
LAZARE, *Figures contemporaines*.
LÉAUTAUD et BEVER : Voyez à VAN BEVER.
LELUT, « Le démon de Socrate » et « l'amulette de Pascal ».
LEMAITRE (Jules), *Les contemporains* (4e série).
— *P. Verlaine et les poètes symbolistes et décadents* (Revue polit. et littér., 1888).
LEPELLETIER (Edmond), *Verlaine*.
LODS (Armand), *A propos du frontispice de « Parallèlement »* (Merc. de Fr., 1er juillet 1921).
LOUYS (Pierre), *Vers et prose*.
MARIA (L.), *Verlaine à la Toison d'or* (La libre critique, 16 février 1896).
MALLARMÉ (St.), *Hommage à Paul Verlaine* (1910).
— *Divagations*.
MARTIN-DUPONT : Voir à DUPONT (Ch.).
MAUCLAIR (Camille), *Souvenirs sur le mouvement symboliste en France* (Nouvelle Revue, septembre-octobre 1897).
— *Verlaine* (Le Progrès de Lyon, 19 janvier 1921).
— *L'art indépendant*.
MAURRAS (Ch.), *Verlaine, les époques de sa poésie* (Revue encyclop., V, 1895).
MENDÈS (Catulle), *La légende du Parnasse contemporain*.
Mercure de France, 16 avril 1910, *Verlaine et Rimbaud*.
— 1er octobre 1913, *P. Verlaine et l'amour*.
— 1er juin 1926, *Revue de la quinzaine*.
— 1er février 1921, *Le 25e anniversaire de la mort de Verlaine*.
— 1er août 1921, *Edm. de Goncourt et P. Verlaine*.
— 1er novembre 1921, *Lettres inédites*.
MITTELMANN (A.), *Verlaine ou la conquête de la beauté* (Spect. cathol., 1897).
MONOT (E.), *P. Verlaine* (Typograph. de Lons-le-Saunier, mai 1898).
MONER (Pol de), *Verlaine*.
MONTESQUIOU (R. de), *Autels privilégiés*.
MORICE (Ch.), *Verlaine, l'homme et l'œuvre*.

Morice (Ch.), *La littérature de tout à l'heure.*
— *Un portrait de Verlaine* (Art. moderne, 6 décembre 1896).
Mostrailles, *Têtes de pipes.*
Mühlfeld (L.), *Le monde où l'on s'imprime.*
— *Verlaine* (Revue blanche, 15 janvier 1896).
Nicolson (Harold), *Paul Verlaine* (London, 1921).
Nordau (Max), *Dégénérescence.*
— *Psycho-physiologie du Génie et du Talent.*
— *Études littéraires* (La grande Revue, 1902).
Pacheu (Le Père J.), *De Dante à Verlaine.*
— *Verlaine et la mystique chrétienne* (La Quinzaine, 15 mars 1897).
Paulhan, *Le nouveau mysticisme.*
— *Verlaine* (La nouvelle Revue, 1890).
Pellissier, *Le mouvement littéraire contemporain.*
Pica (V.), *P. Verlaine* (1896).
Plume (la) du 1er février 1896, n° spécial sur Verlaine.
Ponsard (l'abbé), *Verlaine, poète chrétien* (La Quinzaine, 16 décembre 1904).
Raynaud (Ernest), *La mêlée symboliste.*
— *L'assomption de P. Verlaine.*
Régamey (Félix), *Verlaine dessinateur.*
Retté (A.), *Le symbolisme.*
— *Verlaine* (La Plume, 1er février 1896).
Revue blanche du 15 février 1895, *Chez soi à l'hôpital.*
— des 15 novembre et 1er décembre 1896, *Lettres.*
Revue de Paris, 15 octobre 1918, *P. Verlaine et l'Angleterre.*
Revue encyclopédique du 1er mai 1895, *Croquis de Belgique.*
Ricard (X. de), *Les femmes de Verlaine* (Droits de l'homme, 28 juillet 1898).
Richepin (J.), *Conférence sur P. Verlaine* (Journ. univers. des Annales, mai 1908).
Rimbaud (Arthur), *Œuvres complètes.*
Rimbaud (Isabelle), *Mon frère Arthur.*
Rod (Ed.), *P. Verlaine et les décadents* (Biblioth. univers., novembre 1888).
Rodenbach, *L'élite.*
Romains (Jules), *Mysticisme* (Revue des Poètes, 18 août 1906).
Rors-Verlaine, Voir à Verlaine.
Saint-Pol Roux, *Les origines de la famille Verlaine* (La Plume, 1er février 1896).
— *Verlaine le Prêtre* (Revue blanche, 1er septembre 1900).
Séché et Jules Bertaut, *La vie anecdotique des grands écrivains.*
Ségard (A.), *Itinéraire fantaisiste.*
Souza (R. de), *La poésie populaire et le lyrisme sentimental.*
Stotz, *P. Verlaine* (La Critique, 20 janvier 1896).
Tailhade (Laurent), *Quelques fantômes de Jadis.*
— *P. Verlaine* (La Plume, 15 novembre 1894).
— *P. Verlaine* (Revue rouge, février 1896).
— *Souvenirs inédits sur P. Verlaine* (Petite Revue, 15 juin 1907).

TELLIER, *Nos poètes.*
Temps (le), 23 août 1896, *Le testament de Verlaine.*
— 29 mai 1931, *Inaugur. du monument Verlaine au Luz.*
— 19 avril 1919, *Verlaine à Metz.*
— 23 juin 1919, *La théorie de la décadence.*
— 1er juillet 1919, *A la mémoire de Verlaine.*
— 25 avril 1920, *Sur A. Rimbaud.*
Temps (Petit), des 13 novembre, 4-6 décembre 1898, *Petits mémoires d'un Parnassien.*
TURCAN, *Étude bibliographique de la littérature française* (1800-1906).
PARNASSE, *Bibliographie verlainienne.*
VACON (Pierre) fils, *Pauvre Lélian* (Extrait du « Chercheur d'idéal », Lyon rép., 21 janvier 1907.
VAN DEN BOSCH, *Essais de critique catholique.*
VERHAEREN (E.), *P. Verlaine* (Revue blanche, 15 avril 1897).
VERLAINE (Paul), *Œuvres complètes.*
VERLAINE-BOIS, *Correspondance à propos de « Parallèlement »* (Édit. de l'École Estienne, 1918).
VERLAINE, *Étude sur Shakespeare et Racine* (Fornightly Review, 1890).
VICAIRE (G.), *Verlaine* (Revue hebdom., 21 avril 1894).
VIÉLÉ-GRIFFIN, *Verlaine et leurs autres noms Fayard, etc.* (Merc. de Fr., 1896).
VIGIÉ-LECOCQ (P.), *La poésie contemporaine.*
ZILCKEN (Philip), *Un manuscrit de Verlaine* (Revue blanche, 1896).
— *Verlaine, correspondance et documents inédits.*
ZOLA (Emile), *Documents littéraires.*

BIBLIOGRAPHIE SCIENTIFIQUE

ANTHEAUME et DROMARD, *Poésie et folie*.

BALLET, Voir à Gilbert BALLET.

BARBIER, *Étude médico-psychol. sur Gérard de Nerval* (Th. Lyon, 1907-1908).

BAUDELAIRE, *Les paradis artificiels*.

Bibliographie der gesammten wissenschaftlichen Literatur über den Alkohol und den Alkoholismus.

BOECK (de), *Influence des boissons alcool. sur le travail psychique* (VIe Congrès internat. contre l'abus des boissons alcool.).

BROUARDEL, *Cours de médecine légale* (Intoxications).

BROUSSAIS, *Les manifestations nerveuses de l'alcoolisme* (Th. Paris, 1899).

GARNOT, LANCEREAUX, LETULLE, WURTZ, *Intoxications*.

CARRÈRE (Bertrand), *Dégénérescence et dipsomanie d'Edg. Poë* (Th. Toulouse).

CHEVALIER, *L'inversion sexuelle*.

DAGONET, *De l'alcoolisme au point de vue de l'aliénation mentale* (Annales médico-psychol., Paris, 1873).

DALLEMAGNE, *Pathologie de la volonté*.

DARDEL (Th.), *L'alcoolisme dans ses rapports avec les troubles psycho-physiologiques* (Congrès internat., Paris, 1899, t. II).

Dictionnaire encyclop. des sciences médicales, art. DÉMENCE ALCOOLIQUE.

DROMARD (G.-R.), *Les alcoolisés non alcooliques* (Th. Paris, 1902).

ÉTIENNE MARTIN, *Cours de Médecine légale de la Faculté de Lyon* (1920-1921), art. CRIMINALITÉ.

FÉRÉ, *Alcool et cérébralité*.

— *Les alcoolisables* (Soc. méd. des hôp., 14 août 1885).

— *L'instinct sexuel*.

FOVILLE, *Du delirium tremens, de la dipsomanie, de l'alcoolisme* (Arch. génér. de méd., 1867).

GILBERT BALLET, *Traité de pathologie mentale* (Les Psychoses alcooliques).

GLEY, *Études de psychologie physiologique et pathologique*.

GRASSET, *La supériorité intellectuelle et la névrose* (Cliniques médic., 4ᵉ série, Montpellier, 1903).

GUIARD (Henri), *Les alcooliques récidivistes.*

JAQUET (A.), *L'alcoolisme.*

JOLY (Henri), *Psychologie des grands hommes.*

LACASSAGNE et ÉTIENNE MARTIN, *Précis de Médecine légale.*

LANCEREAUX, *Alcoolisme* (Nouv. traité de méd. Brouardel et Gilbert).

LASÈGUE, *Dipsomanie et alcoolisme* (Arch. génér. de méd., 1882).

— *Le délire alcoolique est un rêve* (Arch. génér. méd., novembre 1881).

LAURENT (Émile), *La Poésie décadente devant la science psychiatrique.*

LEGRAIN, *Hérédité et alcoolisme.*

LENTZ (F.), *De l'alcoolisme et de ses diverses manifestations.*

LOMBROSO (Cesare), *L'Homme de Génie.*

MAGNAN (V.), *De l'alcoolisme, des diverses formes du délire alcoolique.*

— *Recherches sur les centres nerveux,* 2ᵉ série (alcoolisme).

— *De la dipsomanie* (Progrès médical, 26 janvier au 15 mars 1884).

MAGNAN et LEGRAIN, *Les dégénérés.*

MARTHALER (M.), *Zur psychol. des Alkoholkranken* (VIIᵉ Congrès internat., Paris, 1899).

MARTIN (Et.), Voir à Étienne MARTIN.

MAUDSLEY, *La pathologie de l'esprit.*

MAYET (Lucien), *Les stigmates anatomiques et physiologiques de la dégénérescence* (Th. Lyon, 1902-03).

PAGNIER, *Du vagabondage et des vagabonds* (Th. Lyon, 1906-07).

PETIT (Georges), *Etude médico-psychol. sur Edgar Poë* (Th. Lyon, 1905-1906).

RÉGIS, *La médecine dans la littérature* (Chron. médic., février-mars 1909).

RENARD, *La méthode scientifique de l'histoire littéraire.*

RIBOT (Th.), *L'hérédité psychologique.*

— *Les maladies de la mémoire.*

— *Les maladies de la volonté.*

— *Psychologie des sentiments.*

— *Essai sur l'imagination créatrice.*

RICHET (Ch.), *Des poisons de l'intelligence.*

RITTI, *Dipsomanie* (Diction. des Sciences médic.).

SAPÉLIER et DROMARD, *L'alcoolomanie.*

SÉAILLES, *Le Génie dans l'Art.*

THOINOT, *Précis de Médecine légale.*

TRIBOULET, MATHIEU et MIGNOT, *Traité de l'alcoolisme.*

VASCHIDE et MEUNIER (P.), *Les poisons de l'intelligence* (Arch. génér. méd., 1903).

VASCHIDE et DRAGHICESCO, *Psychol. de l'alcoolisme d'après les travaux de l'Ecole de Krapelin* (Arch. gén. méd., 1903, p. 1940 et p. 2067).

VOISIN, *De l'état mental dans l'alcoolisme* (Annales médico-psychol., 1864).

TABLE DES MATIÈRES

Coulommiers. Imp. PAUL BRODARD. — 71-4-22.

COULOMMIERS
IMPRIMERIE
PAUL BRODARD